きる!

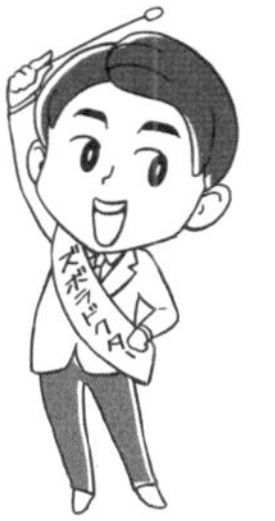

ズボラな人でも高血圧がラクラク下がる!

工藤内科院長 内科医
工藤孝文

永岡書店

ズボラドクターのカルテ　**血圧上昇編**

ラーメン大好きな俺がズボラさん専用クリニックで覚悟を決めた話

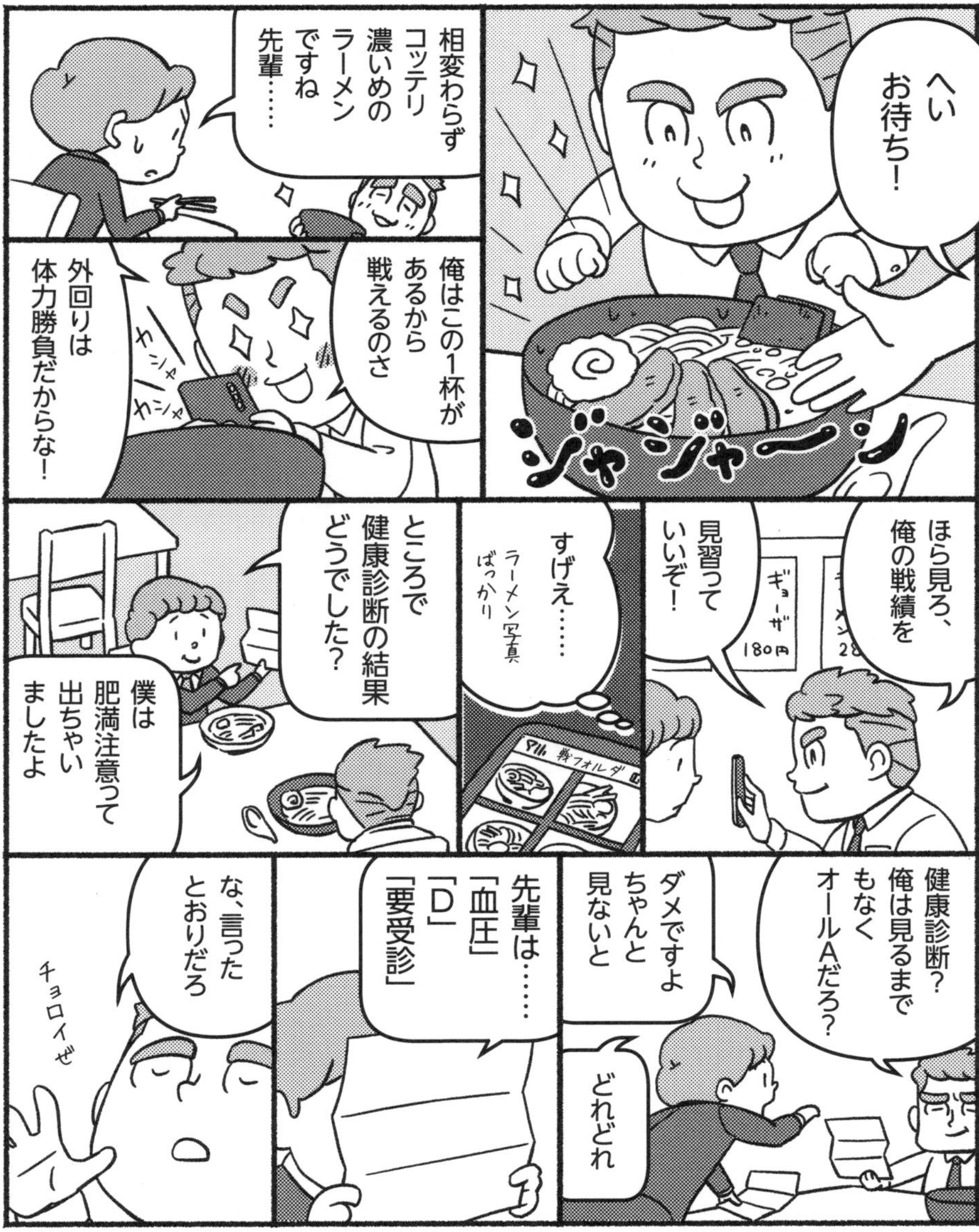

へい
お待ち!
ジャジャ〜ン
相変わらずコッテリ濃いめのラーメンですね先輩……
俺はこの1杯があるから戦えるのさ
カシャ
カシャ
外回りは体力勝負だからな!
ほら見ろ、俺の戦績を
見習っていいぞ!
ギョーザ
180円
すげえ……
ラーメン写真ばっかり
ところで健康診断の結果どうでした?
僕は肥満注意って出ちゃいましたよ
健康診断?俺は見るまでもなくオールAだろ?
ダメですよちゃんと見ないと
どれどれ
先輩は……
「血圧」
「D」
「要受診」
な、言ったとおりだろ
チョロイぜ

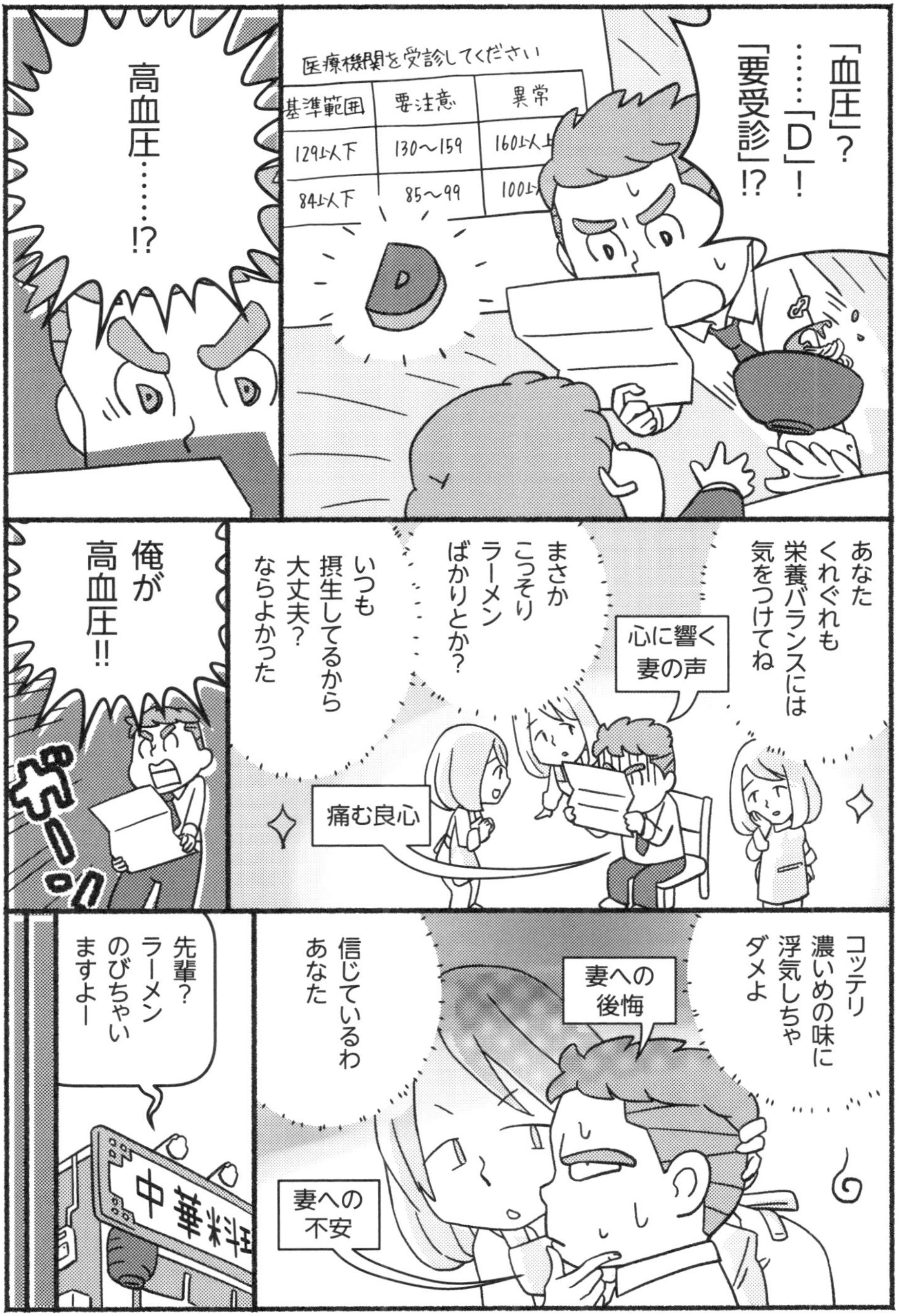
「血圧」？
……「D」！
「要受診」!?
医療機関を受診してください
基準範囲 要注意 異常
129以下 130～159 160以
84以下 85～99 100以
D
高血圧……!?
あなた くれぐれも 栄養バランスには 気をつけてね
心に響く 妻の声
まさか こっそり ラーメン ばかりとか？
いつも 摂生してるから 大丈夫？ ならよかった
痛む良心
俺が 高血圧!!
ガーン
コッテリ 濃いめの味に 浮気しちゃ ダメよ
妻への 後悔
信じているわ あなた
妻への 不安
先輩？ ラーメン のびちゃい ますよー
中華料

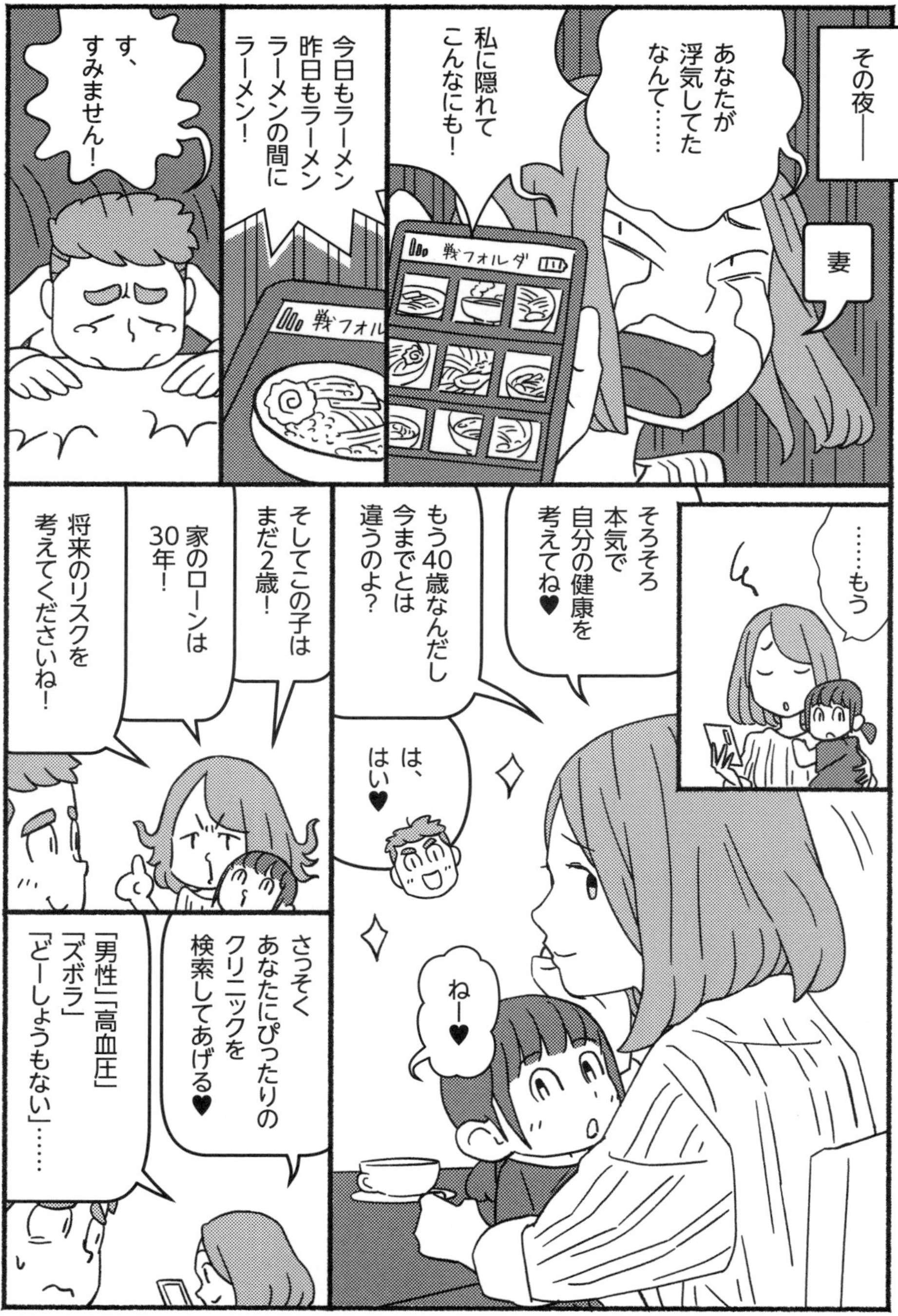
その夜――
妻
あなたが浮気してたなんて……
私に隠れてこんなにも!
戦フォルダ
今日もラーメン昨日もラーメンラーメンの間にラーメン!
す、すみません!
……もう
そろそろ本気で自分の健康を考えてね♥
もう40歳なんだし今までとは違うのよ?
は、はい♥
ねー♥
そしてこの子はまだ2歳!
家のローンは30年!
将来のリスクを考えてくださいね!
さっそくあなたにぴったりのクリニックを検索してあげる♥
「男性」「高血圧」「ズボラ」「どーしょうもない」……

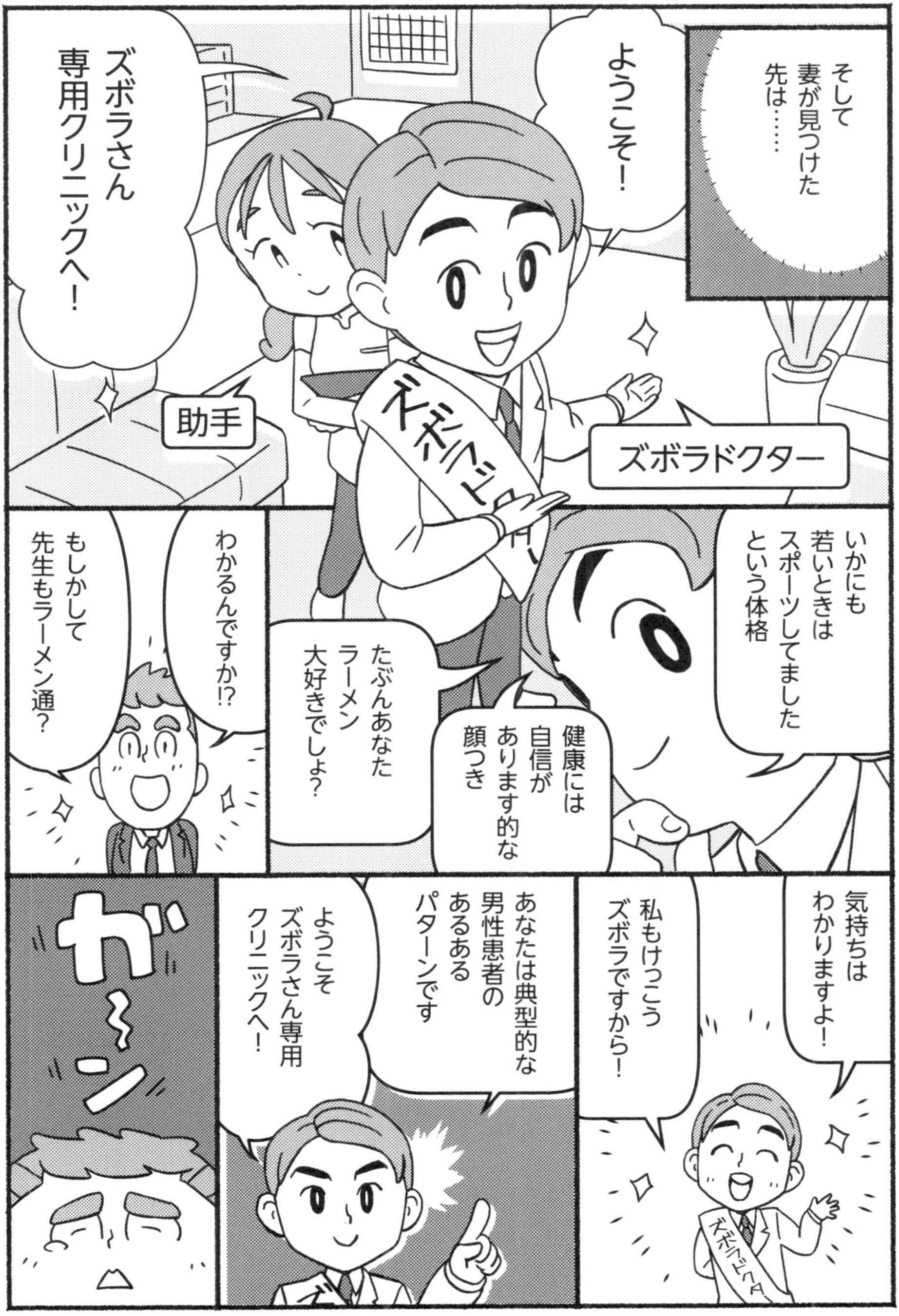

そして妻が見つけた先は……
ようこそ!
ズボラさん専用クリニックへ!
ズボラドクター
助手
いかにも若いときはスポーツしてましたという体格
健康には自信があります的な顔つき
たぶんあなたラーメン大好きでしょ?
わかるんですか!?
もしかして先生もラーメン通?
気持ちはわかりますよ!
私もけっこうズボラですから!
あなたは典型的な男性患者のあるあるパターンです
ようこそズボラさん専用クリニックへ!
が〜ン

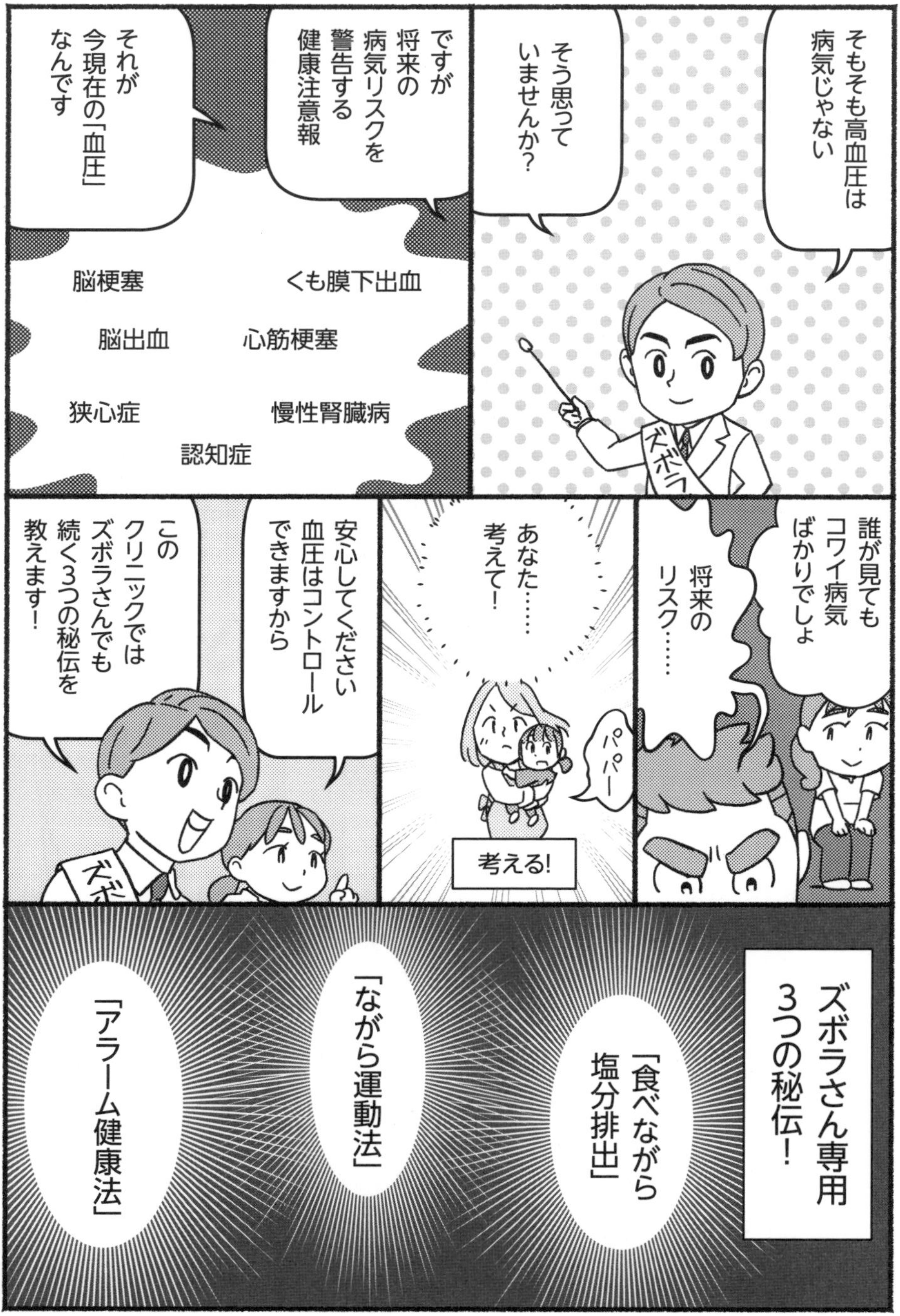
そもそも高血圧は病気じゃない
そう思っていませんか？
ズボラ
ですが将来の病気リスクを警告する健康注意報
それが今現在の「血圧」なんです
くも膜下出血
脳梗塞
心筋梗塞
脳出血
慢性腎臓病
狭心症
認知症
誰が見てもコワイ病気ばかりでしょ
将来のリスク……
パパー
あなた……考えて！
考える!
安心してください血圧はコントロールできますから
このクリニックではズボラさんでも続く3つの秘伝を教えます！
ズボラさん専用3つの秘伝！
「食べながら塩分排出」
「ながら運動法」
「アラーム健康法」

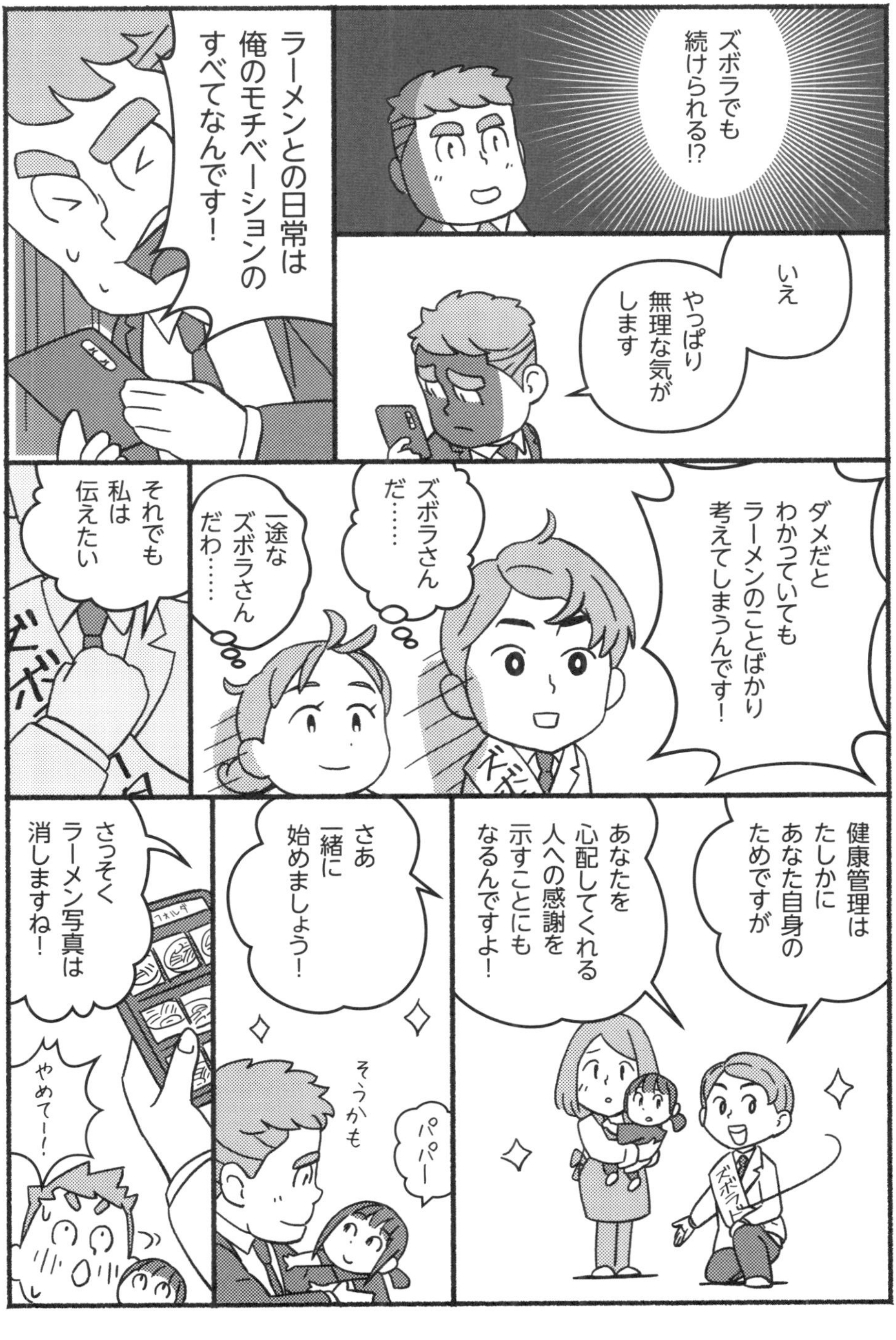
ズボラでも
続けられる!?
いえ
やっぱり
無理な気が
します
ラーメンとの日常は
俺のモチベーションの
すべてなんです!
ダメだと
わかっていても
ラーメンのことばかり
考えてしまうんです!
ズボラさん
だ……
一途な
ズボラさん
だわ……
それでも
私は
伝えたい
健康管理は
たしかに
あなた自身の
ためですが
あなたを
心配してくれる
人への感謝を
示すことにも
なるんですよ!
パパー
そうかも
さあ
一緒に
始めましょう!
さっそく
ラーメン写真は
消しますね!
やめてー!!

はじめに

「血圧が高い」「高血圧の改善を」。突然つきつけられた健康注意報に、まったく実感がわかないかもしれません。大盛りラーメンをライスつきで食べるのは健康の証、ポッコリお腹は年相応の貫禄、遅くまで働き、さらに遅くまで飲み、むしろ自分は絶頂期！　……と思っていたことでしょう。

体の中に忍び寄る不健康の足音はなかなか聞こえません。いえ、聞こうとしないものなのです。しかし、今まさにあなたの血管は、耐えがたきを耐えつつ、声にならない悲鳴をあげています。それが、血圧の数値なのです。

ここで驚き慌てる必要はありません。気づけてよかったとフッと息を吐き、気づかなくてゴメンと目を閉じ深く息を吸い、反省しなくちゃなぁとゆっくり息を吐く。この一呼吸でも血管はホッとゆるみ、血圧の上昇を抑制します。そう、**血圧はあなた次第でコントロールも改善も可能なのです。**

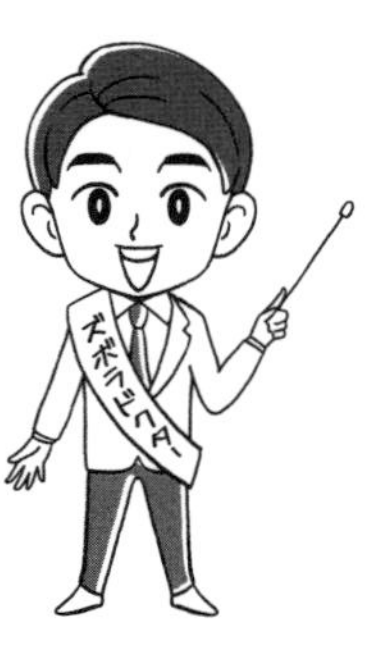

この本を手にしているあなたは、うすうすでも自分は「ズボラだしなぁ」と自覚しているはずです。血圧と健康の言葉の向こう側に、食事制限、運動習慣、節度ある生活の見直し……と、数々のハードルをイメージして、倒れ、伏してしまいそうですね。そこ、今そこでゴロゴロしてください。それも血圧上昇を抑える第1歩です。あなたは、ウォーキングもしないのに健康習慣を身につける第1歩を踏み出せるのです。

新しい生活様式、働き方改革、デジタル化など、働き盛りの日常は大きく変化しています。オンとオフの境目があやふやになり、仕事も健康も今後ますます自己管理が求められます。ズボラに過ごしていると、緊張の切れ目がなくなり、ストレスが増え、食生活や睡眠が乱れることも多いでしょう。

でも私はあなたに言いたい。ズボラでもいい、健康に暮らしてほしいと。むしろズボラさんだからこそピッタリの高血圧対策があるのです！

工藤孝文

ズボラな人でも　高血圧がラクラク下がる！　目次

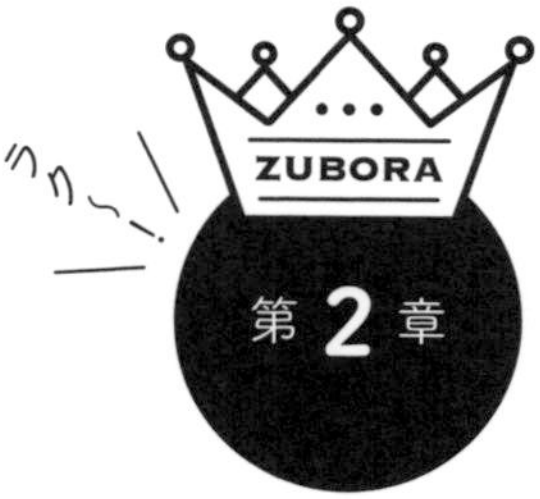

ズボラな人でもラクラク

高血圧が下がる食事

トクするー！

第3章

ズボラな人でもラクラク
高血圧が下がる運動

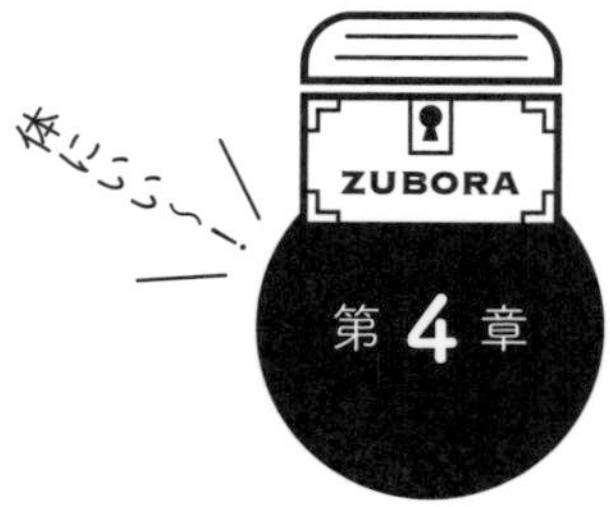

第4章

ズボラな人でもラクラク
高血圧が下がる生活習慣

本書では改善に役立つ情報を集めていますが、食品や運動などの効果には個人差があります。

第1章

ズボラな人でもラクラク

高血圧が下がる基礎知識

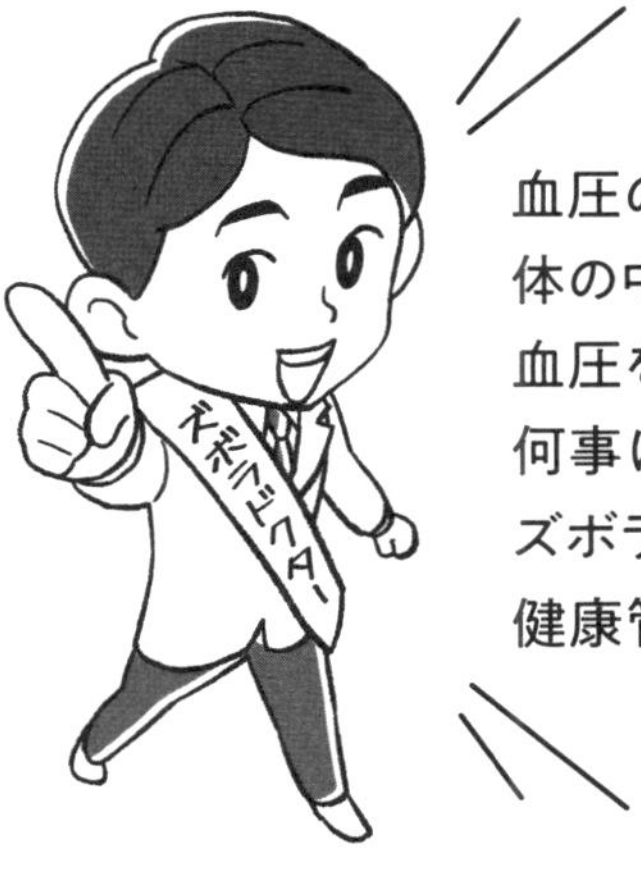

血圧の数値が教えてくれる
体の中の健康状態。
血圧を意識するのは
何事にもマメでない
ズボラさんにこそ向いている
健康管理法なのです！

基礎知識1

「血圧」とは何を表す数字？

心臓から押し出された血液が血管の壁を押す力（圧力）

私たちの心臓は、全身に血液を送り出すポンプの役割を担っています。1分間に約60〜80回（年齢・性別によっては１００回）、収縮と拡張をくり返しています。この1分間の回数が心拍数、流れる血液によって体の各部の血管が1分間に振動する回数が脈拍です。不整脈のない人であれば手首や首で測る脈拍と心拍数は同じ回数になります。

血圧とは、心臓から押し出された血液が、血管の壁を押す力＝圧力の数値です。値は「㎜Hg」の単位で表され、「ミリメートル・エイチジー」と読みます。血圧測定の結果は、「上の血圧」「下の血圧」と2つありますね。これは心臓が収縮、つまりポンプがギュッと血液を送り出し、血管の壁に最も大きな押す力がかかったときの圧力を「上の血圧」として記録します。これを「最高血圧（収縮期血圧）」とも呼びます。一方、体を巡った血液が心臓に戻ってくるとポンプはもとに戻ります。すると、血液の流れは最もゆるやかになり、血管を押す力も低下するので、このときの値を「下の血圧」として記録。これを「最低血圧（拡張期血圧）」とも呼びます。

怖いのは「上の血圧」だけではなく上下の差の「脈圧」

血圧の数値は健康状態を知るデータです。高血圧に注意と聞くと「上の血圧」の数値だけを気にしがちですが、血圧測定で「下の血圧」も記録するのには理由があります。上下の血圧の差を「脈圧」と言い、その値の差が開きすぎているのは、押し出され流れる血流に対し、血管が伸び縮みできていない状態です。つまり血管がかたくなっている動脈硬化の可能性があります。また、脈圧が大きくなるほど、心臓の筋肉に負担がかかります。

血圧の単位の「Hg」は「水銀」の意味

昔の血圧計はガラスの水銀柱のメモリが用いられていました。水銀のメモリが1㎜上がる値を1㎜Hgで表しています。それがどれくらいの力なのか、「水圧」で比べたのが右の図です。正常な血圧は、上の血圧が120㎜Hg未満。水銀のメモリを120㎜押し上げます。水銀の比重は水の13.6倍なので、水であれば1632㎜、つまり高さ約1.63mの噴水を吹き上げる力があります。これが高血圧の値（140㎜Hg以上）、重度の180㎜Hgなら2448㎜、約2.45mの高さになります。いかに強い圧力なのかがイメージできますね。

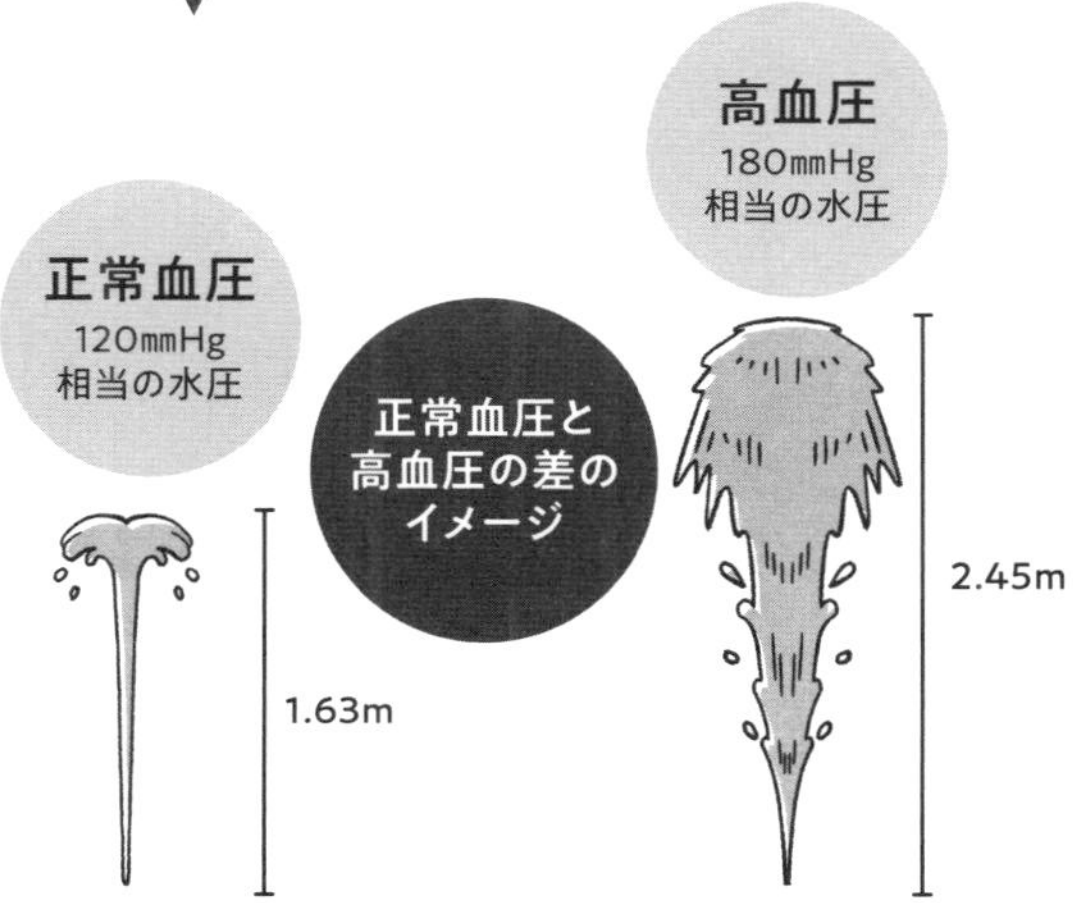

ZUBORA

基礎知識2

「高血圧」の放置は血管にダメージを与える

自覚症状だけではわかりにくい高血圧の怖さ

厚生労働省の調査（「平成29年患者調査」）によれば国内の高血圧症患者は約４３００万人と推定されています。しかし継続して高血圧の治療を行っている人は、９９３万７０００人程度。実に４分の３もの人が、高血圧の状態を放置しています。

なぜ、高血圧は軽視されがちなのでしょうか？　それは多少血圧が高くても日常生活では、ほとんど自覚症状がないのが一因です。また血圧が高いときに起きやすい頭痛やめまい、肩こりなどの自覚しやすい症状は、別の原因でも表れるため、自分はまだ若い、健康だと思っていると高血圧を疑うまでに至らないのです。しかし、次ページの表のように、**男女共に40代以上では、高血圧の頻度が高まるので、早期の検査と対策が必要**です。

高血圧は「やや高め」でも血管にダメージを与えます。生きている限り心拍は続き、血管の壁に圧力を与え続けます。高血圧は、血管がその圧力に対応して、厚くかたくなり弾力が失われた状態。そのまま放置すれば、全身の血管にダメージを与えてしまうのです。

高血圧で傷つきやすい血管と高まる疾患のリスク

高血圧は、動脈硬化などの血管障害につながり、細くて血管壁が弱い血管が多い場所から影響が出ます。脳や眼の網膜、腎臓などです。さらに高血圧が長期になると太い血管にも影響し、脳卒中や心筋梗塞、動脈瘤などの病気を引き起こす危険が高まります。

しかし、やみくもに怖がる必要はありません。高血圧とは、血圧の測定値が高い状態。日常的に血圧を測り、高血圧の原因となっている生活習慣を見直すことで、「高血圧を放置」せず将来の健康リスクを減らしましょう。

年代別に見た高血圧の頻度

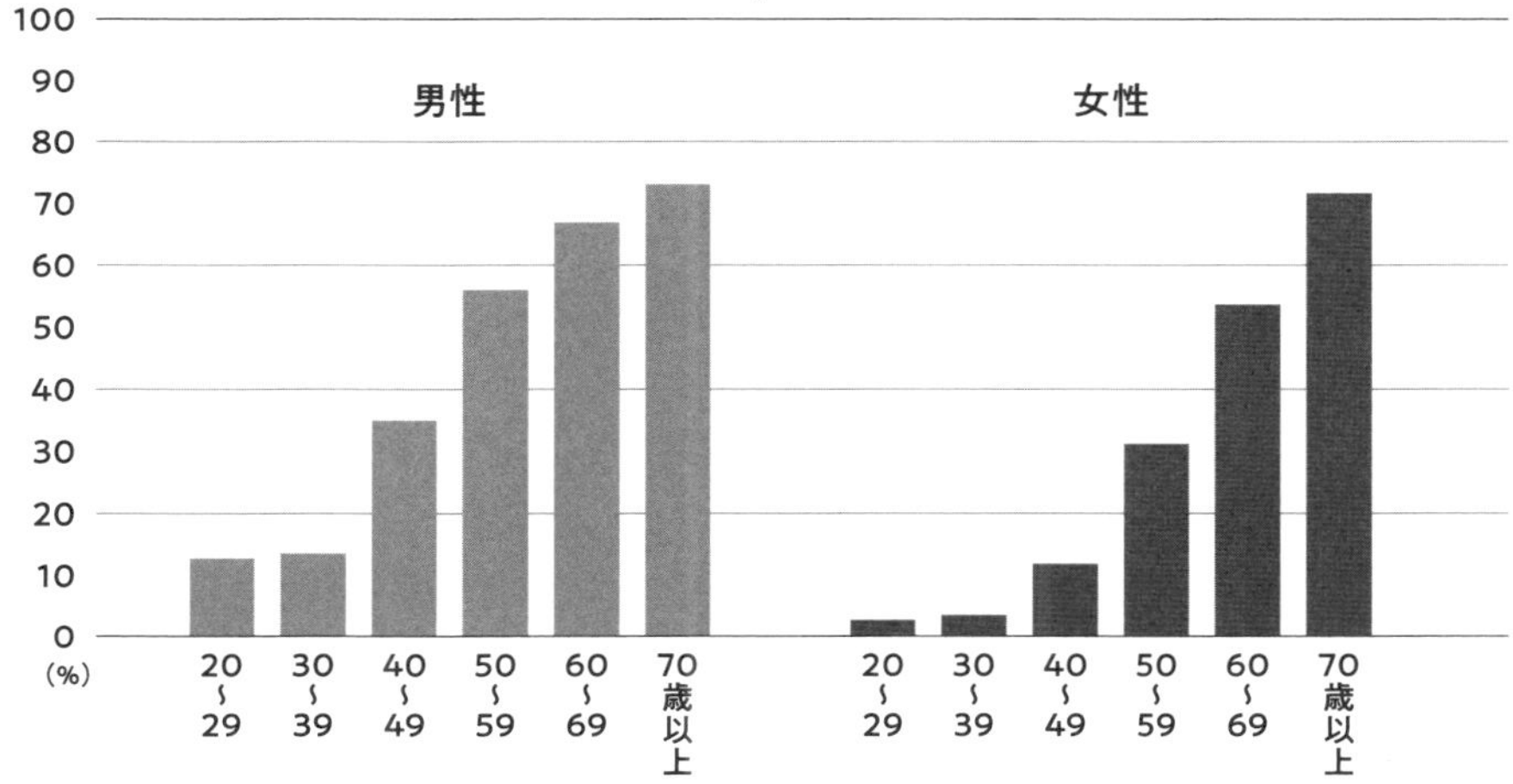

厚生労働省「平成28年国民健康・栄養調査」より

ZUBORA

基礎知識3

「高血圧」の数値の見方・測り方

「高血圧」に〝まだまだ大丈夫〟はない

血圧の値が「上の血圧１４０以上」「下の血圧90以上」を「高血圧」と呼んでいます。さらに医師が疾病リスクとの兼ね合いを見ながら治療方針を判断するため「Ⅰ度」「Ⅱ度」「Ⅲ度」に分けられています。しかし、**「上の血圧１４０」「下の血圧90」未満の値であれば安心というわけではありません。**『高血圧治療ガイドライン』を作成している日本高血圧学会は、２０１９年版において正常血圧と高血圧の間に「正常高値血圧」と「高値血圧」を新たに設けました。

これは「上の血圧１４０未満」「下の血圧90未満」であっても高血圧未満、正常血圧以上であれば、「上の血圧１２０未満」「下の血圧80未満」の正常血圧に比べ、脳や心臓の血管の病気の発症率が高く、生涯のうちに高血圧に移行する可能性が高いことが研究で明らかになったためです。健康診断で引っかからなかった自分は「まだまだ大丈夫」と安心はできません。いえ、診察や治療対象となる前の「予備軍」として、より血圧への注意を持つべき人と言えるでしょう。

診察と家庭では血圧が変わることに注意

すでに高血圧と診断された人も高血圧予備軍として予防を心がけたい人も、その対策には家庭での日々の血圧測定が欠かせません。家庭で測定する場合、高血圧の目安は少し下の数値の「家庭血圧」が設定されています。これは、病院では医師の前で緊張してしまう「白衣シンドローム」によって血圧が上がる「白衣高血圧」や基礎疾患の薬による変動などを考慮した値です。自身で測定した血圧を見るときの判断材料として知っておきましょう。

成人の血圧値の分類

分類	診察室血圧（mmHg）			家庭内血圧(mmHg)		
	収縮期血圧		拡張期血圧	収縮期血圧		拡張期血圧
正常血圧	120未満	かつ	80未満	115未満	かつ	75未満
正常高値血圧	120～129	かつ	80未満	115～124	かつ	75未満
高値血圧	130～139	かつ/または	80～89	125～134	かつ/または	75～84
I度高血圧	140～159	かつ/または	90～99	135～144	かつ/または	85～89
II度高血圧	160～179	かつ/または	100～109	145～159	かつ/または	90～99
III度高血圧	180以上	かつ/または	110以上	160以上	かつ/または	100以上
（孤立性）収縮期高血圧	140以上	かつ	90未満	135以上	かつ	85未満

日本高血圧学会『高血圧治療ガイドライン2019』より

ZUBORA

基礎知識4

「高血圧」になる生活習慣

高血圧のハッキリしない原因は身に覚えのある生活習慣

高血圧には、ホルモン分泌や腎臓疾患など、原因のハッキリした二次性高血圧もありますが、日本人の高血圧の実に85～90％は、原因のハッキリしない本態性高血圧が占めています。ハッキリしないと言っても、遺伝や高血圧になりやすい体質、加齢のほか、塩分の摂りすぎ、肥満、過度の飲酒、運動不足、ストレス、喫煙などの環境因子、つまり生活習慣が原因と考えられています。何かしら身に覚えがあるのでは？

高血圧の治療は、医師の診察を受け、相談し、納得し、薬の服用は自己判断せずに続け、食事や運動などの生活習慣を見直し、立て直していく地道なものです。ただし、現在では、症状によっては減薬や薬を服用しない治療、厳しい食事制限やキツい運動をせずに血圧をコントロールすることも可能となっています。**大切なのは自分の血圧を知ること、放置しないこと、早期に手を打つことです。**本書はその第一歩です。さあ、始めましょう！

高血圧を招く生活習慣

塩分の過剰摂取

濃い味つけの食事を重ねると、血管内の塩分が日常的に増え続けます。すると血液中の塩分を薄めるため水分量が増え、体内を循環する血液の総量が増えます。その大量の血液を循環させるため心臓の活動量も増加。さらに塩分そのものをろ過して体外に排出する腎臓に送る血液量も増えます。これらすべてが高血圧を招くのです。

内臓脂肪の増加

40歳前後からの代謝の低下、運動量の不足などによりポッコリお腹が目立ち始めます。その中身はタップリの内臓脂肪です。内臓脂肪が増加すると血圧を上げる物質、さらには血糖値を下げるインスリンの働きを阻害する物質、血液をドロドロにする物質、動脈硬化を促進する物質など、高血圧リスクを高める悪玉物質の分泌が促されます。

運動不足による一酸化窒素の減少

血管内皮細胞は、血管内を流れる血液に刺激されると一酸化窒素を生産し、放出します。一酸化窒素が増えると血管が拡張され血圧を下げます。「座りっぱなし」「背中を丸める」などの生活習慣による運動不足で血流が不足すると、一酸化窒素が減少します。日常的な運動は、一酸化窒素不足を予防し、高血圧の改善にも役立ちます。

高血圧を薬で治療する

医師に症状を伝え、指示に従い、自己判断をしない

薬での治療は、年齢、合併症、臓器障害などを考慮し、医師が総合的に判断します。目的は、高血圧の改善や臓器障害、合併症の予防です。薬の服用は、医師の指示に従い、用量用法を守って継続し、血圧が下がっても自己判断で薬の量を減らしたり、服用を中止したりしてはいけません。また、血圧が下がらないからと薬の服用量を勝手に多くするのは危険です。必ず医師に相談しましょう。

日本で使用されている主な降圧薬

参考：厚生労働省「平成28年国民健康・栄養調査」、ほか

● カルシウム拮抗薬

血管を広げて血圧を下げます。

主な副作用 動悸、顔のほてり、足などのむくみ、歯ぐきの腫れ、便秘など

主な一般名 アムロジピンベシル酸塩、エホニジピン塩酸塩エタノール付加物、シルニジピン

● 受容体拮抗薬（ARB）／アンジオテンシン変換酵素阻害薬（ACE阻害薬）

血管を収縮させる体内の物質をブロックして血圧を下げます。

主な副作用 ARBは高カリウム血症など。ACE阻害薬はせき、血管浮腫、高カリウム血症など。

主な一般名 （ARB）バルサルタン、ロサルタンカリウム、カンデサルタンシレキセチル
（ACE阻害薬）カプトプリル、エナラプリルマレイン酸塩、アラセプリル

● 利尿薬

腎尿細管でのナトリウムと水分の再吸収を抑制して血圧を下げます。

主な副作用 高尿酸血症、低カリウム血症、日光過敏症（光線過敏症）など。

主な一般名 ・サイアザイド系…ヒドロクロロチアジド、トリクロルメチアジド、ベンチルヒドロクロロチアジド・ループ利尿薬…フロセミド、ブメタニド、トラセミド・カリウム保持性利尿薬…スピロノラクトン、トリアムテレン、カンレノ酸カリウム・抗アルドステロン薬…エプレレノン

ZUBORA

第2章

ズボラな人でもラクラク

高血圧が下がる食事

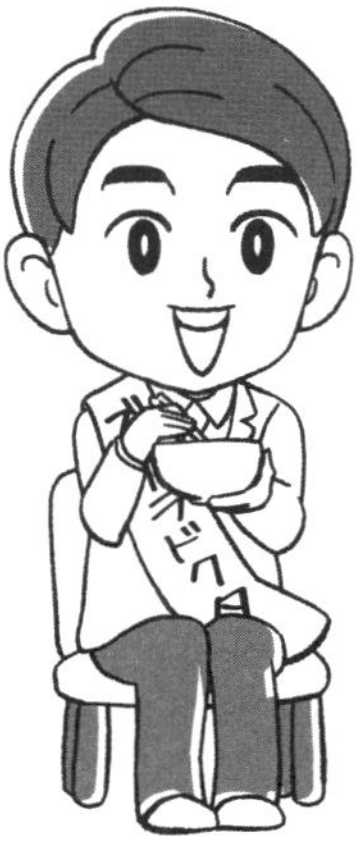

ガマンは続かない人でも、
むしろ食事がおいしくなる
ことならやってみたくなる
生活習慣のプチ改善！
血圧が下がるおいしい話！

ZUBORA

食事 1

味覚リセットに成功したらごはんがもっとおいしくなる！

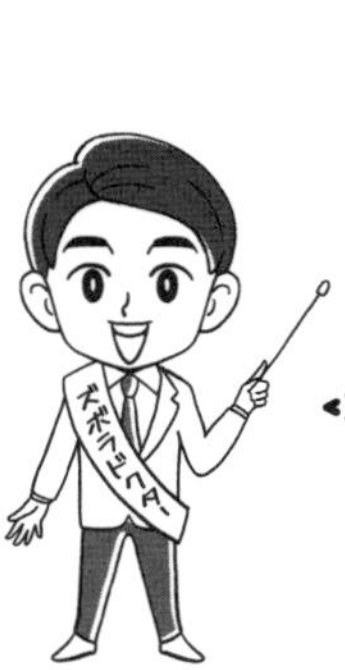

ガマンじゃなく満足で塩分をセーブ！
食卓をおいしくする
最強出汁《だし》の作り方はカンタンです！

高血圧への道先案内人は塩分

高血圧対策の本に「食事」の項目を見たら、男性読者はポッコリお腹をさすりながら「いきなり減量か……」と逃げ出したくなるかも。でもご安心を。体重が重いから血圧が高くなる、ということはありません。もちろん、第1章で見たように、過剰な内臓脂肪は高血圧につながる悪玉物質の分泌を促しますし、肥満によって体が大きくなれば、体のすみずみまで血液を届けるために心臓のポンプは押し出す力を強め血圧上昇の原因にもなり得ます。しかし、高血圧と食事に関しては、減量よりも優先順位の高い問題があります。

それは「塩分」です！　塩分は水分を引きつける作用があります。

その仕組みはこうです。食事で塩分を摂りすぎると血液中の塩分濃度が上昇。体内の塩分濃度を一定に保つために、血液中に水分を送り込んで薄めます。このとき増加した大量の血液を循環させるために高血圧の状態が続きます。血液をきれいにして心臓へ戻すのは腎臓の役割。長時間の塩分ろ過は、腎臓にも負担を強います。ろ過されたたくさんの塩分を尿として排出するためにも水を必要とし、血圧も高く保つ必要があります。塩分の多い、高血圧を引き起こすために食べているような食事とはサヨナラしましょう。

塩分の摂りすぎで鈍った味覚を旨味でリセット

あなたはなぜラーメンが好きなのでしょうか？　カリスマラーメン店長のこだわりに感動したからだけではありません。そのスープに溶け込んだ塩分を愛してしまったからです。普段から健康のためと野菜のおひたしや納豆を1品添えるのも、実はそこにかける醤油を1食たりとも抜きたくないからです。塩分は強敵です。あなたの意識とはうらはらに、あなたの舌は塩分の魅力に囚われ、塩分を求め、知らず知らずに塩分の過剰摂取を食生活の習慣としてしまいました。これに打ち勝つには、鈍った舌の味覚リセットが必要です。

人間の舌は、塩味・甘味・酸味・苦味・旨味を感じ、そのバランスで「おいしい」を味わいます。今、あなたの舌は塩味だけを求めている状態。その**舌の味覚をリセットするスイッチを押すのは旨味です。**

ここで注意したいのは、塩分と旨味を入れ替えるわけではないということ。塩分も人間には必要な成分ですし、旨味は適量の塩分がないと引き立ちません。旨味をしっかり摂ることで「味」の満足度を高め、塩味を旨味の協力者として1歩引かせ、依存を抑えて塩分摂取量を減らす。敵を味方にする戦術です。その武器は出汁《だし》です！

出汁を味わう食事で自然と減塩食生活を実現!

日々の食事に出汁の旨味をプラスすると次の効果が期待できます。

- □ **塩味で鈍った舌の味覚センサーをリセットし、旨味をおいしさと捉え直します。**
- □ **食事の満足度を高める旨味の成分が脳に働きかけ、食欲の暴走を制御。食事の総量を減少させることでも摂取塩分を減少させることができます。**

カンタン! 常備出汁の作り方

出汁の利いた料理が用意できなくても、自家製粉末の出汁を作り、それをお湯に溶かしたスープを毎朝1杯飲むだけで味覚リセットは可能です。次の粉末素材をミックスするだけで完成です。

かつお節粉 3 対 **煮干し粉 1** 対 **昆布粉 1** 対 **粉末茶 0.5**

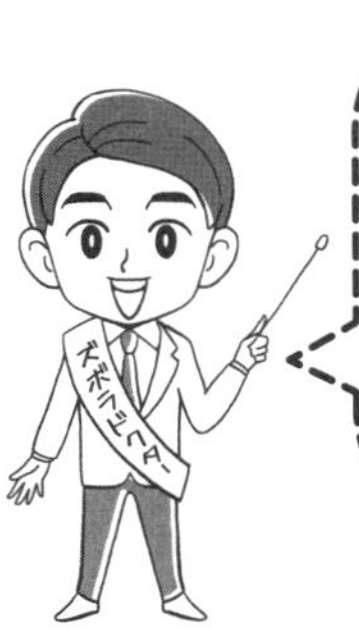

この粉を持ち歩き、
お湯で溶いて即席スープや、
料理に小さじ1杯を振りかけても
食事がグンとおいしくなります。
味の濃さは好みで調整可能です。

ZUBORA

食事 2

それでも体に溜まった塩分はカリウム食で体外デトックス！

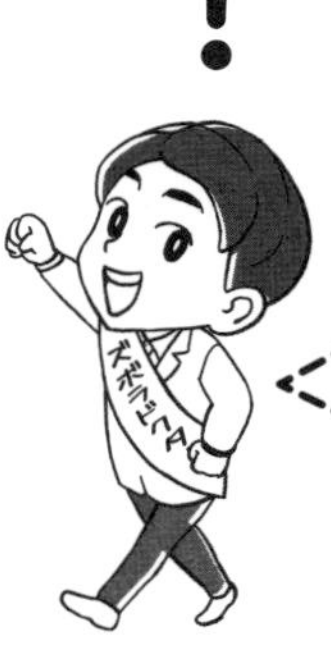

各種ミネラルはサプリメントでも
摂取は可能。しかし生活習慣の
改善には食事の見直しで
取り組むのが効果的です。

体で作れないミネラルの摂取を習慣にする

私たちの体の組織を作り、体の調子を整えるものとしてミネラル（無機質）は欠かせません。体に必要な必須ミネラルは16種類あり、高血圧と食事との関係では、カリウムは重要な存在です。カリウムは浸透圧を調整する働きをし、塩＝ナトリウムを体外に排出する作用があります。ミネラルは体内で作ることができないので、食べ物から摂取する必要があり、厚生労働省は生活習慣病の予防を目的とした1日当たりのカリウム摂取の目標量を成人（75歳未満）の場合、男性３０００mg、女性２６００mgとしています（「日本人の食事摂取基準」２０２０年）。大量に摂取しても体内の調節機構が働くので摂取の上限はありませんが、しかし、日本人の成人のカリウム摂取量は平均で1日当たり２３６２mgに留まっています。不足すると脱力感や食欲不振など不調の原因になるので、塩分対策のためだけではなく**カリウムは積極的に摂取したいミネラルです。**

カリウムは、肉や魚、ワカメやモズクなどの海藻類、にんじん、ごぼう、れんこんなどの根菜類、じゃがいも、さといもなどのいも類のほか、果物など身近な食材に含まれています。毎食、塩分対策を意識して1品取り入れるとよいでしょう。

牛乳1杯、バナナ1本でカリウム補完計画

カリウムは水溶性のため、食材をゆでたり、煮たりすると水に溶け出してしまいます。加熱せずに口にできる食べ物を、毎日の食生活に取り入れることで、生活習慣病の予防を目的とした1日当たりのカリウム摂取の目標量「成人男性3000㎎」「成人女性2600㎎」が達成しやすくなります。

中でも牛乳はオススメの高血圧対策の食品です。牛乳摂取量が多い人（1日586㎖以上）と、まったく飲まなかった人とでは、飲む習慣のある人の方が上の血圧が10・4㎜Hgも低いという報告があります。牛乳には100g（100㎖弱）当たり150㎎のカリウムが含まれています。コップ1杯を200㎖とした場合、300㎎弱のカリウムの摂取が期待できます。牛乳は、低脂肪や無脂肪のものでもカリウムの量は変わりません。カロリー摂取量も考えながら調整してください。

果物の中では、カリウム含有量トップクラスなのがバナナです。カリウムは、100g当たり360㎎、中程度の大きさのバナナ1本なら約420㎎が含まれます。**1日に牛乳1杯、バナナ1本で、カリウムの不足分摂取量を補う**ことが期待できます。

足りないカリウムを手軽に補える生活習慣

約600mg
足りない!

1日のカリウム摂取目標量

成人男性 3000mg
平均摂取量 2362mg

「食べるだけ」の
カリウム補給食品

バナナ
100g当たり360mg
中程度1本420mg

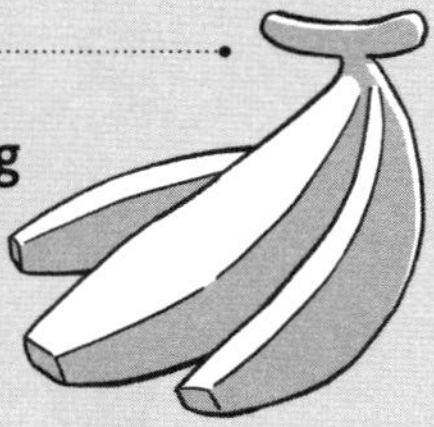

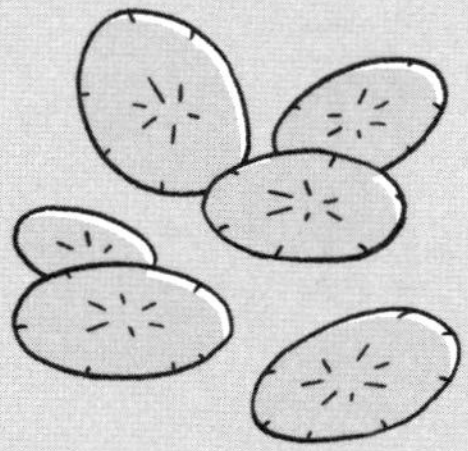

さらに

ドライフルーツのバナナなら
100g当たり970mg

「飲むだけ」の
カリウム補給食品

牛乳
100g当たり150mg

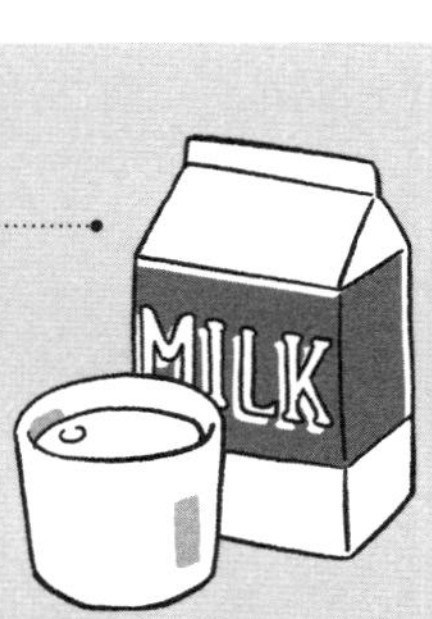

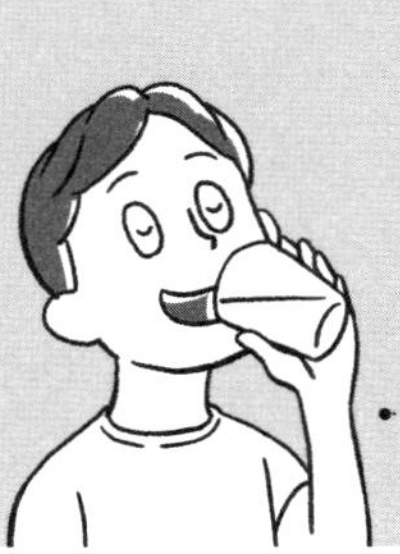

コップ
1杯

200mℓ当たり300mg弱

ZUBORA

食事 3

足りない味は酸味で補う すっぱい&スパイス効果

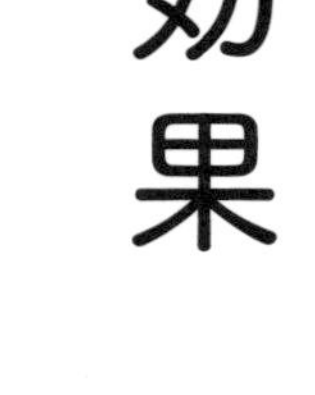

味覚リセットされた舌は、旨味以外の風味にも敏感! おいしさの幅が広がり食生活が豊かになります。

塩味が1歩下がった舞台には新たな演出が必要

高血圧対策の食生活習慣の見直しは、味覚リセットにより塩味・甘味・酸味・苦味・旨味の感覚が蘇り、むしろ食への貪欲さが増します。

新鮮な魚、淡泊な和食、ちょっと味が足りないな……。以前なら無意識に食塩や醤油にソッと手が伸びていたはず。しかし、これからは違います。**足りない味を補うのは酸味です。**刺身の醤油は少量にしてレモンやすだちでぽん酢風味に。野菜の下ごしらえにも塩を抑えて酢を加えてみましょう。酸味は塩味を感じやすくさせるので塩分を抑えられ、すっぱい香りは食欲を刺激します。塩分過多になりがちな煮ものの味つけも酢やバルサミコ酢でコクの調整ができます。

市販のカレールウをカレー粉にするだけでも塩分を抑えられます。クミン、クローブ、カルダモンなどのスパイスを加えれば香りで満足度も強化。同様ににんにくやしょうが、ねぎなどの香りの豊かな野菜や、七味唐辛子を少し利かせるだけでも、「塩をかける」「醤油を足す」で補ってきた風味をそれ以上に豊かにし、食事の満足度をアップさせることも可能です。

ZUBORA

食事 4

90分間に1回は水を飲む！アラーム健康法で塩分濃度対策

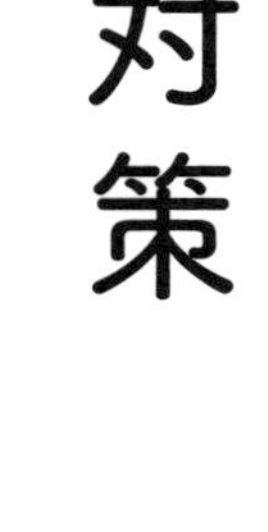

水を飲むという生活習慣は、
意識しないとできないものです。
時間を決める、決めた量を飲む。
それをくり返します。

新しい生活習慣で消えた水分摂取の習慣

以前は気にせずできていた生活習慣が、新しい生活習慣の中でおざなりになった例があります。水分補給です。日常的にマスクをしていると、マスク内の水蒸気で唇の乾きを感じにくくなり、水を飲む機会を逸してしまいがち。また、通勤の合間に自販機やカフェで飲料を買ったり、ランチの外食でお茶を楽しんだり、無意識に水分を摂取していましたが、自宅でのリモートワークなどが増えると、意識しなければなかなか摂れないものです。

高血圧の原因となる体内の塩分の排出にも尿となる水分が必要です。1日に排泄される尿の量は約1200㎖。腎臓機能やほかの体の代謝でも水分を必要とします。また、自宅で終日エアコン環境にいると暖房でも冷房でも乾燥しがちです。さまざまな要因で、**慢性的な脱水症状になり、悪しき生活習慣に踏み込んでいる**かもしれません。

水分補給を忘れがち、なかなか意識できないという人は、第4章で紹介する「アラーム健康法」を用いてみましょう（詳しくは94ページ参照）。できれば1日に約2ℓの水分は補給したいので、それを10回に分けて飲むと1回コップ1杯200㎖に。90分ごとにセットしたアラームが鳴るたびに飲む……で、仕事の小休止も意識できるでしょう。

ZUBORA

食事 5

水分摂取をしながら 血圧を下げる 緑茶×コーヒーの 一挙両得飲み！

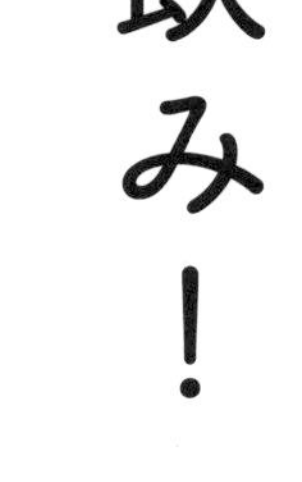

水分摂取に高血圧対策、気持ちをホッとさせ、なんとダイエット効果も期待できるスーパードリンクです！

身近な飲料を飲むだけの高血圧対策

アラーム健康法で水分補給の習慣が身についてくると、水では味気ないと感じるかもしれません。無糖の炭酸水でもOKですが、1日2ℓはキツい方もいるでしょう。実はとても**身近な飲料で、高血圧への効果が期待できるものに緑茶とコーヒーがあります。**ひと手間かかりますが、それが休憩の気分転換にもなります。そして、緑茶やコーヒーを飲むと、ホッとしますよね。そこには血圧に関わる理由があるのです。

緑茶を毎日1杯程度、1年以上飲み続けている人と、緑茶を飲む習慣がない人を観察した研究では、高血圧の発症リスクが、飲む人が飲まない人より46％も低いことがわかりました。さらに飲む習慣を持つ人たちを調べると、正常な血圧と血圧の高めな人では、飲み続けた結果、血圧が高めな人の方が顕著に血圧の低下が確認できたのです。

コーヒーは、飲んだ直後はカフェインの影響で、若干の血圧の上昇が認められます。しかし、飲み続けているとポリフェノールの一種であるクロロゲン酸の効果で血圧を下げる効果が確認できます。ただし、1日に6杯以上飲むと、カフェインの効果が勝り血管へのリスクが高まります。「1日5杯まで、ミルクは入れず。」この飲み方なら効果的です。

緑茶コーヒーで緑茶×コーヒーの相乗効果！

高血圧対策の効果が期待できる緑茶とコーヒー。そのいいとこ取りの飲み方が「緑茶コーヒー」です。作り方はカンタン。緑茶とコーヒーを用意します。ホットでもアイスでも好みの温度でOK。大きめのマグカップに1対1の割合で注ぎ込むだけです。ミルクは入れません。コーヒーとミルクが合わさると、乳タンパク質が変化して血圧を下げるホルモンの分泌を阻害。逆に血圧が上がる可能性があるからです。

緑茶のカテキンは、体内吸収の早い成分なのですが、カテキンに含まれるエピガロカテキンガレートは、小腸からの糖質の吸収を抑制。ダイエットの効果や血糖値の乱高下を防ぐことが期待できます。またコーヒーのクロロゲン酸と掛け合わせることで脂肪燃焼効果も期待できます。この緑茶コーヒーの血圧への効果を体感するのは難しいのですが、ホッとリラックスする効果は実感できます。**緑茶コーヒーを飲むことで、穏やかな時間を過ごすことができ、ストレスを軽減。高血圧対策を助けてくれます。**

緑茶コーヒーは1日3杯まで。水、緑茶、コーヒーと合わせて飽きのこない、続けられる水分摂取の生活習慣を楽しんでください。

緑茶コーヒーの作り方と成分のキキメ

緑茶とコーヒーを1対1で混ぜるだけ

緑茶

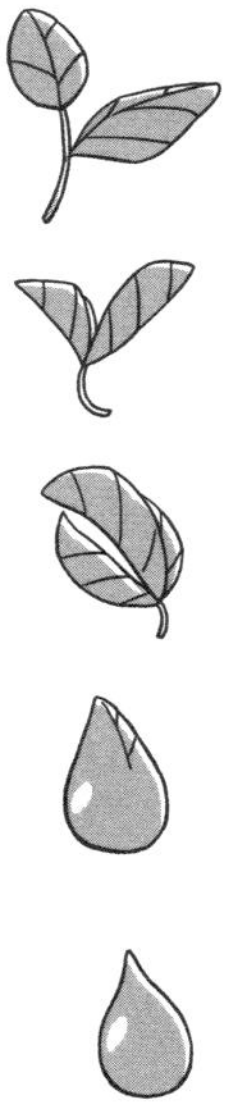

緑茶のテアニン

×

緑茶とコーヒーのカフェイン

緑茶に含まれるアミノ酸の半分以上がテアニン。リラックス作用があり、ストレスの軽減が期待できます。緑茶とコーヒーの両方に含まれるカフェインには、脂質の代謝を高める働きが期待できる一方で興奮作用もありますが、テアニンによって抑制されます。

コーヒー

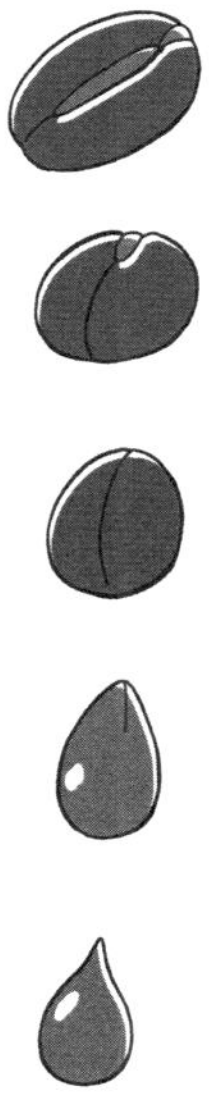

緑茶のカテキン

×

コーヒーのクロロゲン酸

いずれもポリフェノールの一種です。クロロゲン酸は、血管の収縮・拡張バランスに関わる血管拡張因子の働きを助けます。緑茶のカテキンには、血圧や血糖の上昇を抑制する作用が確認されています。

ミルクは入れません

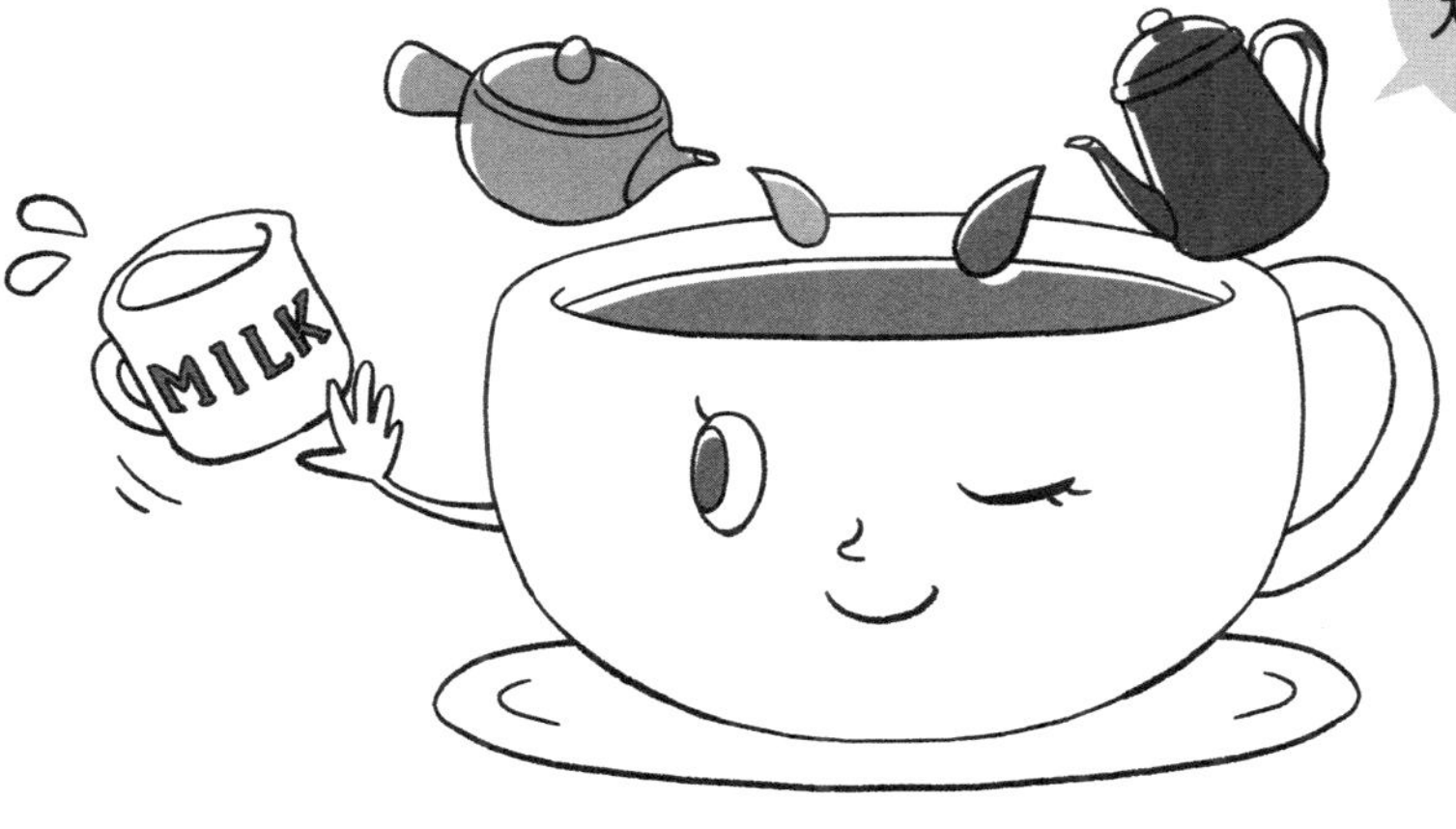

ZUBORA

食事 6

週1回だからこそ そのおいしさを実感！ ラーメンをあきらめない食べ方

ラーメンは総合的な栄養バランスが優れた料理。塩分の過剰摂取に注意して食べるのなら、週に1回は野菜マシマシでOKしましょう！

栄養満点の料理も食べ続ければ偏りの原因

高血圧と食事の関係では、「必要以上の塩分を摂らない」「必要な水分は摂る」ことが大きなポイントだとわかってきたのではないでしょうか。さて、そもそも高血圧への道を歩いてきた人には、ラーメン好きが多い。しかもコッテリ系、濃い味、何でもマシマシ、全部のせ……。でも、このすべてが高血圧の敵というわけではありません。やはり最大の敵は塩分なのです。そしてラーメンのスープには、塩分が多い。**スープの半分は残す。この約束が守れるのであれば、週に1回、ラーメンとの再会を許可しましょう！**

そして次の食べ方も意識してください。外食でも家で手作りする場合でも、肉も煮玉子もＯＫですが、具材は野菜マシマシが基本。そして食前に水を１杯飲みます。忘れてはいけない水分摂取とスープをひと口飲みたくなる衝動が緩和されます。次に野菜をしっかり食べます。ゆっくり消化吸収される野菜から胃腸を慣らすことで、血流の急激な増加を抑えます。逆に糖質の麺を先に食べると、血流はグンッと上がります。麺は、少しずつ口に入れ、しっかり噛んで、喉ごしではなく舌で味わう。麺だけをずっと食べずに野菜や他の具材などと行き来しながらゆっくり食べましょう。最後は緑茶を１杯飲めば完璧です。

ZUBORA

食事 7

主食は18時までに！
深夜の食事は
すべて脂肪に
早変わりする！

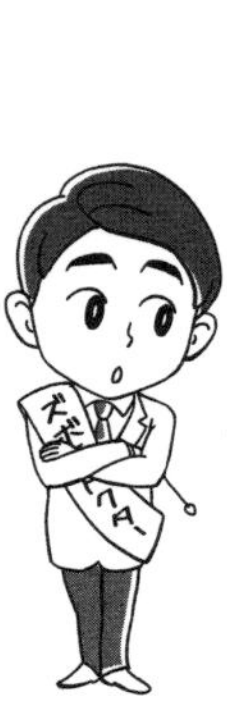

人間の体内時計のスケジュールを
理解すれば、罪悪感のない
食べ方が会得できます。

10〜18時までの幸せな食事時間を満喫しよう！

第2章の冒頭で、高血圧対策はまずは塩分対策とお伝えしました。減塩の食生活が身についたら、「太らない食生活」の習慣にも目を向けてみましょう。40代以降の男性の肥満は、ハリのいいポッコリお腹の中に、あの恐るべき内臓脂肪が詰まっています。内臓脂肪肥満は、太り始めると雪だるま式に肥えていきます。それはどこかに「太る習慣」が隠れているからです。その悪循環を早期発見し、早期解決するための「太らない習慣」をご紹介します。やせる努力をするわけではないので、これもいたってズボラさん向きの内容です。

まず食事時間を意識します。**ズバリ、主食は18時までに食べましょう。**人間の体内時計をつかさどる遺伝子は、脂肪を増やす機能を22〜2時の間に活発化させます。逆に10〜18時の間は弱まります。18時までの夕食が難しくても、22時以降の遅い夕食はできるだけ避けましょう。仕事の都合などで、どうしても深夜の帰宅、そこからの夕食となる場合は、18時までに主食分をおにぎりやパンの間食で済ませ、帰宅後おかず分の料理を食べ、合わせて普段の夕食分となるような分食を心がければ、深夜のドカ食いですべてを内臓脂肪の栄養に捧げるようなことは防げます。

ZUBORA

食事 8

コンビニごはんも
プラス1品で
健康食に
キーワードは
ネバネバと発酵

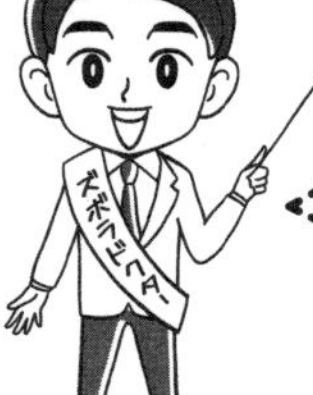

最近のコンビニの惣菜コーナーは、
和食に力を入れていて
むしろ家庭料理的。上手に使って
食卓も豊かにしましょう。

揚げ物と炭水化物の弁当に足りないものは？

どんなに食生活に気を配っても、仕事の都合で遅くなったり、たまには手抜きをしたくなったり、そんな日はコンビニ弁当で済ませたい夜もあります。その選択むしろＯＫです。コンビニ弁当は、添加物も少なく、和洋中のバリエーションも豊富。何より、副菜としての惣菜の充実は、むしろ食卓の栄養補完として活用すべきです。揚げ物と炭水化物の組み合わせのお弁当も、エネルギーを満たすためには必要なもの。そこに**足りない栄養、機能を意識して1品プラスすれば、むしろバランスのよい食事を楽しむことも可能です。**

惣菜選びのキーワード。１つはネバネバです。納豆、やまいも、めかぶ、おくら、なめこなど、これらの食品をネバネバさせているのは、水溶性食物繊維などで、免疫機能のアップが期待できる成分です。食物繊維は腸内環境を改善してくれますが、摂りすぎるとお腹の調子が悪くなる人もいます。しかし、水溶性食物繊維は豊富な水分で便を軟らかくし、さらに腸内の善玉菌の活動を活性化。このとき腸内細菌に分解され発酵します。そこで、もう１つのキーワードは発酵です。キムチ、ぬか漬け、ヨーグルトなどの発酵食品には、腸内環境を整える乳酸菌が豊富に含まれています。

✔ 腸内環境の改善には善玉菌の〝餌〟が欠かせない

腸内にはさまざまな菌が活動し、私たちの栄養摂取、健康、体調、気分にも影響を与えています。**悪玉菌の増加を抑え、善玉菌の活動を活性化できる腸内環境を整える**ことは、肥満や動脈硬化など高血圧のリスクを抑え、さまざまな生活習慣病を予防する面からも有意義です。

腸内で悪玉菌が優勢になると、腸内の粘膜に炎症が起きてしまうことも。その炎症物質が血流で全身を巡り、血管で作られる一酸化窒素が減少、血圧上昇を招き、将来的な動脈硬化のリスクを高めます。さらに腸は脳にも影響を与えているので、交感神経を刺激して血圧が上がりやすい状況が生じてしまうのです。

腸内環境を善玉菌優勢に保つ上で、善玉菌の餌にもなるネバネバや発酵の食材は欠かせません。さらに善玉菌そのもののビフィズス菌を含むヨーグルトもオススメです。ヨーグルトを食べる際、ビフィズス菌の餌となるオリゴ糖をプラスすると、大腸内でビフィズス菌が増え、さらなる効果が期待できます。

コンビニ弁当になめこのみそ汁やヨーグルトを追加する。そういうクセをつけましょう。

ビフィズス菌入りヨーグルトは何が違う？

ビフィズス菌はすべての市販のヨーグルトに含まれているわけではありません。
人間の腸内、とくに大腸内では、乳酸菌の数百倍のビフィズス菌がいます。
ビフィズス菌は大腸内までたどり着くことができ、
腸内環境の改善に直接活躍することが期待できます。

普通のヨーグルト

乳酸菌によって発酵。乳酸菌は大腸内に1億～1000億個が住んでいる。

ビフィズス菌入りヨーグルト

乳酸菌とビフィズス菌によって発酵。ビフィズス菌は大腸内に1兆～10兆個が住んでいる。

さらにビフィズス菌を増やす食べ方

ビフィズス菌の餌となるオリゴ糖を一緒に摂ることで、
大腸内でさらにビフィズス菌を増やすことが期待できます。

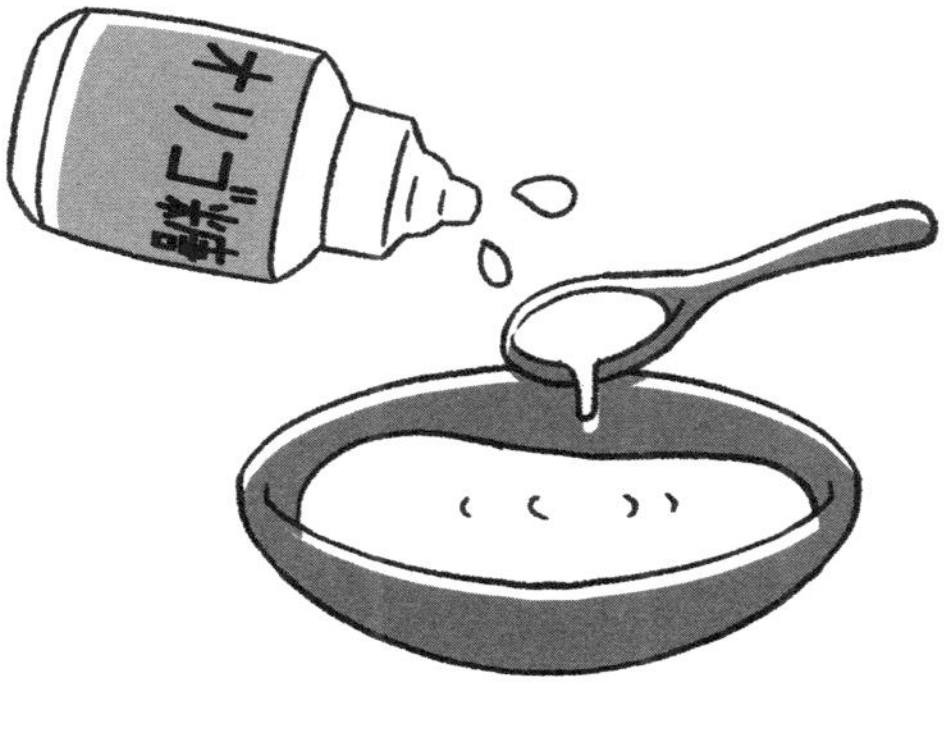

ZUBORA

食事 9

いつまでも酒を楽しく飲むために今から始めたい飲酒環境の改善

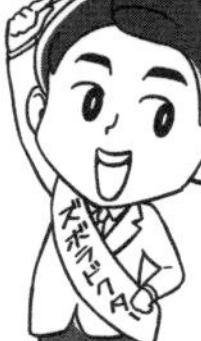

「酒に弱い」はあっても、
「酒に強くなる」はありません。
「酒に賢い」飲み方で
楽しみましょう。

酒を飲むときに守る3つの基本

日本人の75％は実は「酒に弱い」体質です。体内に入ったアルコールは、肝臓でアセトアルデヒドに分解され、さらに酢酸に分解され、最終的に二酸化炭素に無害化され、水と一緒に汗や尿として排出されます。日本人の少なくない人は、これらの分解を行う酵素が少ないため、アセトアルデヒドが体内に残り不快を感じます。しかし、それはまだ体が毒性の物質を判断できるので安心です。やがて反応が鈍ってくると、毒性に反応しなくなり「酒に強くなった」と誤解してしまうことも。また、本当に「酒に強い」人も、それゆえに、大量のアルコールを摂取することで全身の臓器に悪い影響を与えます。

分解しきれないアセトアルデヒドは、血液の中に留まり長時間腎臓の機能を酷使します。一緒に塩分の強いつまみを食べていればさらなる負担増により血圧が上昇します。まず「飲みすぎない」ことが前提ですが、ほどほどに飲む場合でも、アルコールの体への負担を緩和させる飲み方を心得ましょう。酒は一気に飲むと急激に吸収されるので、**ゆっくり時間をかけて飲む。適量を守る。飲んだ酒と同量の水を飲む。**この3つの基本を守ること。やってみましょう！　体を壊してしまえば、酒は飲めなくなってしまうのですから。

普段飲んでいる酒の純アルコール量を把握する

５００㎖缶の酒があります。１つはビールでアルコール度数は５％。もう１つはストロング系と呼ばれるチューハイで９％。しかも価格も安い。７５０㎖瓶のワインは13％。この中で「強い酒」はどれだと思いますか？　実際に、その酒の中に含まれるアルコールを計算します。これを純アルコール量と言います。次の計算式を使います。単位はｇです。

酒の量（㎖）×［アルコール度数（％）÷１００］×０・８

それぞれの酒の容器内の純アルコール量は次のようになります。

ビール缶５００㎖ 20ｇ／ストロング系５００㎖ 36ｇ／ワイン瓶７５０㎖ 78ｇ

厚生労働省による「節度ある適度な飲酒量」は、純アルコール量で1日当たり平均約20ｇ程度です。それに収めるのは厳しいなと思う人も多いでしょう。せめてアルコール度数の低い酒でガマンとワインをあきらめビールにするかもしれません。

では、ビール2缶（40ｇ）とストロング缶2缶（72ｇ）、ワイン半分（39ｇ）を比べた場合、「強い酒」の印象は変わりませんか？　酒のアルコール度数だけでは、普段飲んでいる量の酒に含まれている本当のアルコールの「強さ」はわかりにくいものなのです。

「節度ある適度な飲酒量」

1日当たりの純アルコール量約20gとは

ビール（5%）	500mℓ	1缶
日本酒（15%）	180mℓ	1合
焼酎（25%）	約110mℓ	約0.6合
ウイスキー（43%）	60mℓ	ダブル1杯
ワイン（14%）	約180mℓ	約1/4本

()内はアルコール度数

清涼感のあるビールは短時間で量を飲んでしまいがち。日本酒やワインは食中酒として量が増えがち。蒸留酒は薄めて飲むことで量を増やす調整が可能です。それぞれの飲み方を意識し、純アルコール量の総量を把握して飲むようにしましょう。家飲みや行きつけの店で日常的に飲む量を1度計算してみましょう。

純アルコール量の計算式

酒の量［　　　］mℓ
×［アルコール度数［　　　］%÷100］×0.8
＝純アルコール量［　　　］g

1度に飲む平均の純アルコール量　　計　　　　g

ZUBORA

食事 10

塩分排出の極意 血圧を下げる 米国生まれの食事法 DASH食

「体によい食べ物を増やし、
体によくない食べ物を減らす」
それがDASH（ダッシュ）食です。

日本にＤＡＳＨ食は根づくのか

米国の国立衛生研究所（ＮＩＨ）などが考案した高血圧予防のための食事療法が世界で注目されています。「ＤＡＳＨ（ダッシュ）食」と呼ばれ、「高血圧を防ぐ食事法（Dietary Approaches to Stop Hypertension）」を意味します。日本高血圧学会も『高血圧治療ガイドライン』に科学的根拠のある食事療法として紹介しています。

その食事法は、「塩分と炭水化物を抑え」て、塩分（ナトリウム）を排出する働きがある「カリウム、カルシウム、マグネシウムの３つのミネラルと食物繊維をたっぷりと摂る」ことが柱になっています。日常的な減塩と組み合わせることで、加齢に伴う塩分排出の低下を補うことも期待されています。

この３つのミネラルは、日常食べている食材、肉や魚、野菜、果物に含まれています。「食の欧米化」と言われてからずいぶんと年月も経ち、日本人の食生活も米国同様、高カロリー、高脂肪、高糖質が課題となっています。しかし、ＤＡＳＨ食が考案された米国と日本との食文化には、まだまだ基本的な違いが存在します。ＤＡＳＨ食の考え方を尊重し、**日本の食文化の中で活用できる日本型「ＤＡＳＨ食」の実践**が望まれます。

日本型ＤＡＳＨ食の実践ポイント

甘いもの、脂肪分の多いもの、加工品を減らし、体によいものを増やす。ＤＡＳＨ食の視点は、シンプルでわかりやすく、理解すれば、どんどん実践できるのが大きな特徴です。しかし、注意したい点もあります。たとえば米国のＤＡＳＨ食では、「果物をたくさん食べる」ことが推奨されています。しかし、日本では、多くの果物が品種改良の努力により、日本人好みの糖度の高い品種が店頭の多くを占めています。米国人の感覚で常食すると、糖分を摂りすぎてしまうので要注意です。これは一部の野菜にも言えます。

もう１つの大きな違いは海藻の取り扱いです。カリウムを多く含む食品として海藻はとても優れています。しかし、米国では海藻を食べる習慣そのものがないため、記述がないのです。

そのため、米国版ＤＡＳＨ食に記述がなくても、日本の食材で「カリウム、カルシウム、マグネシウムの３つのミネラルと食物繊維」を含むものは、**日本型ＤＡＳＨ食として積極的に摂ることも必要**です。たとえば納豆や豆腐など、大豆由来の日本の伝統食もそれに当たります。次ページの図を参考にして日本型ＤＡＳＨ食を増やしていきましょう。

日本型DASH食

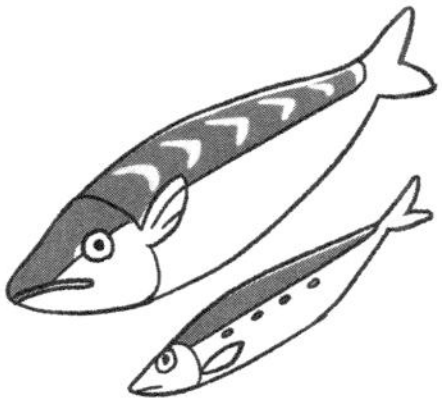

魚

サバやサンマ
などの青魚。

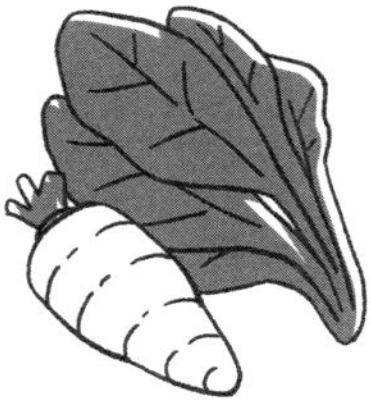

野菜

色の濃い
緑黄色野菜を
積極的に。

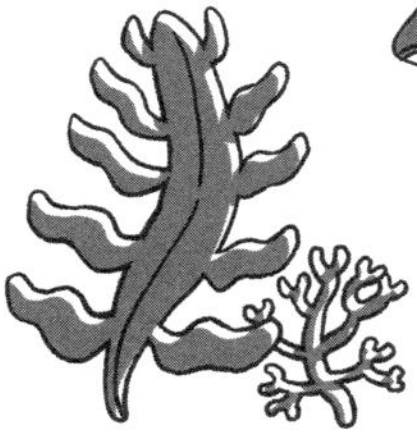

海藻

食物繊維も豊富。
酢の物、サラダ、
汁物などに。

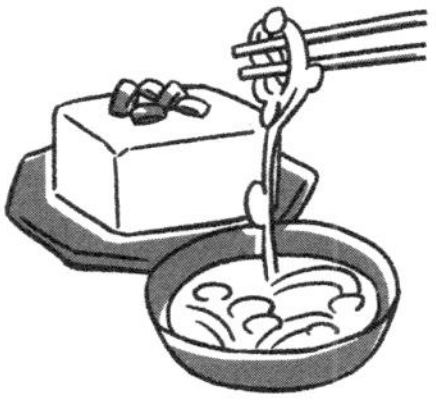

大豆

納豆や豆腐などの
大豆原材料の食品も。

増やしたい

DASH食＋減塩＋食物繊維

減らしたい

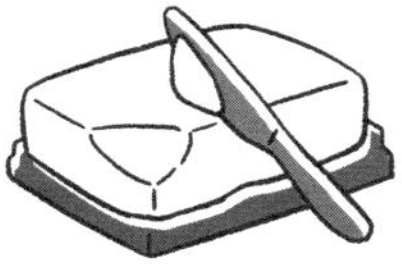

脂肪分の多いもの

バターなどの
脂肪乳製品。

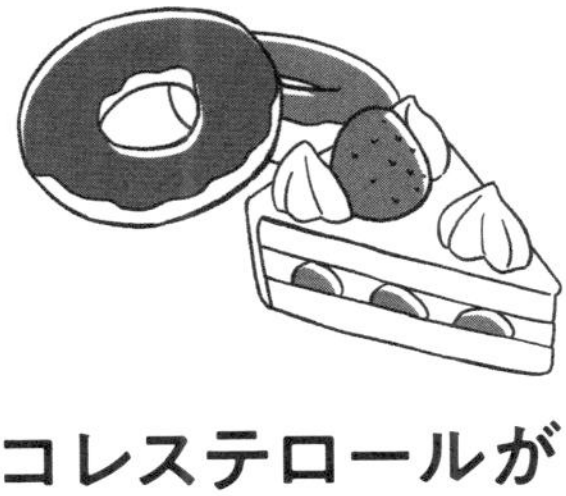

コレステロールが高いもの

飽和脂肪酸が多い
ケーキやドーナッツなど。

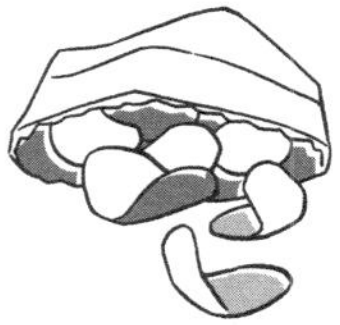

加工食品

油や添加物が多い
ポテトチップスなど。

私の体験談1

ポテトチップスとの別れ 新しい家族とのリスタート

F.S.さん　51歳　会社員

気ままなひとり暮らしを見直す機会に

ずっとひとり暮らし。家でもコンビニ弁当や酒とポテトチップスだけという食生活を長年続けていました。実は、結婚相手ができて彼女に健康診断の結果を見せたら「うーん」と言われ……。以前からこれくらいの値で、自分ではまったく気にしていませんでした。そこは、先生にも厳しく注意されました。ポテトチップスは禁止になりました。

血圧の変化	2020年1月9日	2021年1月22日
上	149	125
下	90	78

ズボラドクターのカルテ

「食事」の大切さを理解する

婚約者の方と一緒に説明を聞いていただき、睡眠時間、食生活、家庭生活全般を見直していただきました。肉は鶏中心、週3日は魚、食事中も酒でなく水分をしっかり摂るように。ご本人も「ひとりではできなかった」と私と婚約者の方に感謝していました。

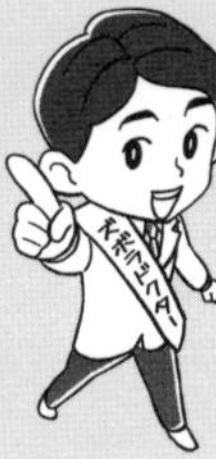

第3章

ズボラな人でもラクラク

高血圧が下がる運動

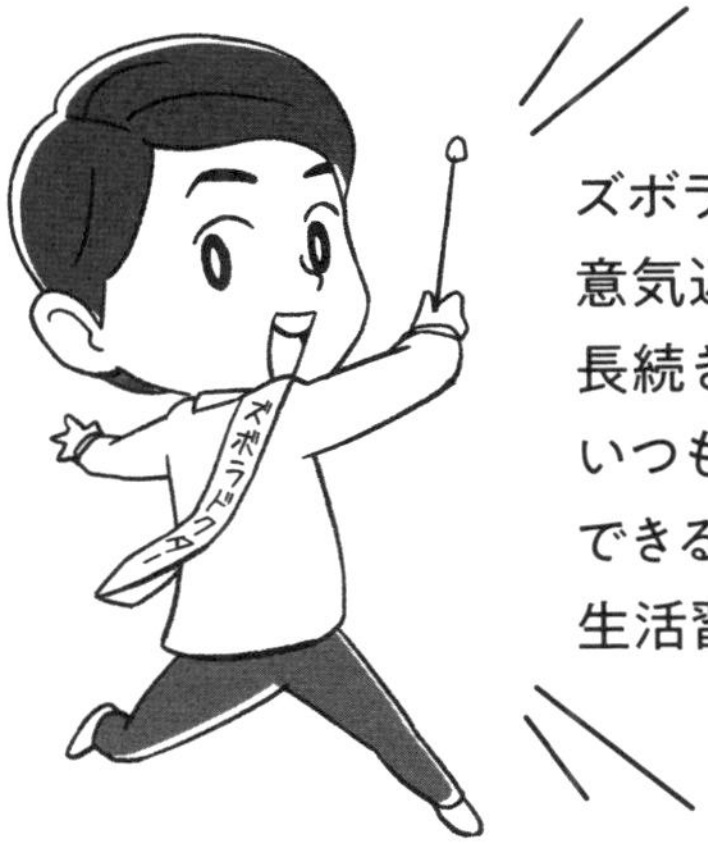

ズボラさんは「やろう！」と
意気込む運動ほど
長続きしないもの。
いつもの日常の動きをしながら
できる「ながら運動法」で
生活習慣をプチ改善！

運動 1

「何をどうする」を覚えなくてもOK 上半身より下半身を動かそう！

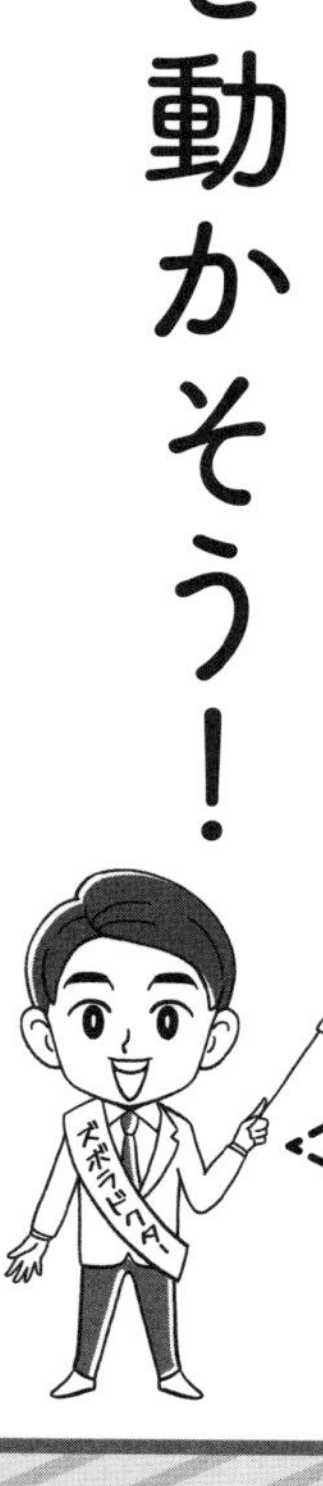

全身の筋肉の6～7割は下半身！
筋肉を増やすなら
下半身集中が効率的！

何かをしながら下半身の筋肉を増量

原因のハッキリしない本態性高血圧（22ページ参照）では、薬以外の主な「治療法」は生活習慣の改善です。それは、減塩、運動、肥満の是正。減塩については、第2章で見たように「おいしい」がモチベーションとなります。ズボラさんの苦手な運動の継続も、「何かをしながら」と気楽に考えれば続けることができ、生活習慣として身につけることができます。では、何をしながらすればいいのでしょうか。

1つ、注意が必要なのは、高血圧の人が急に激しい運動をすれば、筋肉に力が入り、瞬間の血圧が上がります。運動なら何でもいいわけではありません。筋肉量が増え毛細血管が増えれば血圧は上がりにくくなります。そこで注目したいのが、下半身の筋力アップです。**全身の筋肉の6〜7割は下半身にあり、下半身の運動を習慣化することは、筋肉の維持、増量の効率がよい**と言えます。そこで、毎日必ず行う動作の「歩く」に注目。歩き方で下肢に負荷をかければ、毎日歩きながら運動をしていることになります。また、デスクワークばかりの人も、椅子から「立つ」「座る」の動作は日に何回もするはずです。立ちながら、座りながらできるスクワット。それら「ながら運動法」をご紹介します。

運動 2

歩きながら運動効果が得られるメリハリ歩きで筋肉増量！

ただ歩くだけでは効果は期待薄。
でもメリハリをつければ
つらさゼロでも効果は絶大！

ズボラさんにちょうどいい！　3分間運動効果

運動は長期的には血圧を下げる効果が期待できますが、瞬間的な血圧上昇という真逆の心配も伴います。しかし、いきなり長時間マラソン、汗だくになるほどの筋トレをズボラさんに求めはしません。本書がオススメする**生活習慣にしたい運動はたったの3分が基本。**でも、なぜ3分なのでしょうか。

運動の習慣がない人が、急にキツめの運動をすると、血流が筋肉に集中し脳への血流が低下します。救急医療のデータでは、脳が血流不足に耐えられるのは約4分だそうです。血液は心臓を出て約50秒で心臓に戻り、体を1周します。血圧が高いと血流に抵抗がかかるので、1周1分と考えてみましょう。つまり、血流4周目まで必要とする、4分以上の運動は血圧の高い人にはリスクがあるのです。そこで血流3周目で一旦休むためには、3分間程度の運動が、血圧改善のためにはちょうどいいというわけです。

3分間の運動の後に3分間の休憩。これで血圧はリセットされて、再度3分間の運動が可能になります。このくり返しを5セット。ヘトヘトになることもなく、のべ30分間の運動をしたことになります。疲れないし、むしろ楽。これが「ながら運動法」の極意です。

やってみよう!

メリハリ歩き

3分間の負荷をかけた歩きと通常の3分間の歩き。
これをくり返すのが「メリハリ歩き」です。3分間の普通歩きも
血液中の乳酸を洗い流し、筋肉の疲労回復を促す重要な時間です。

1

準備

背筋を伸ばして立つ。視線はまっすぐ前。耳、肩、くるぶしが一直線になるのを意識して、姿勢を正します。

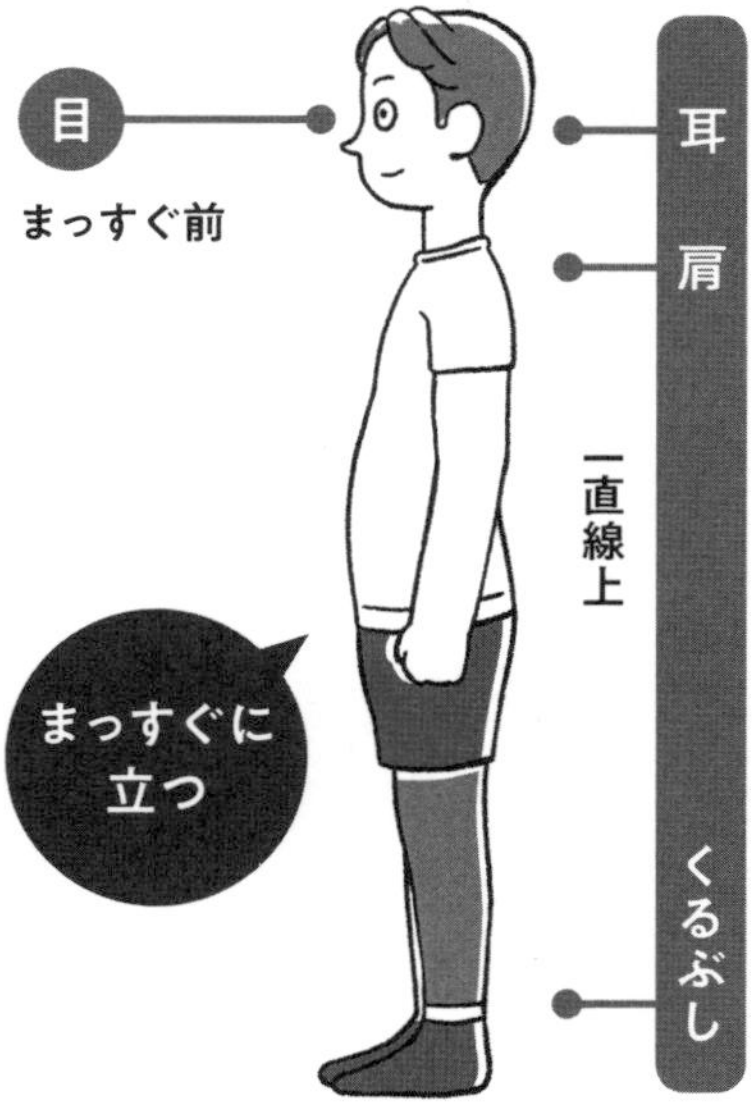

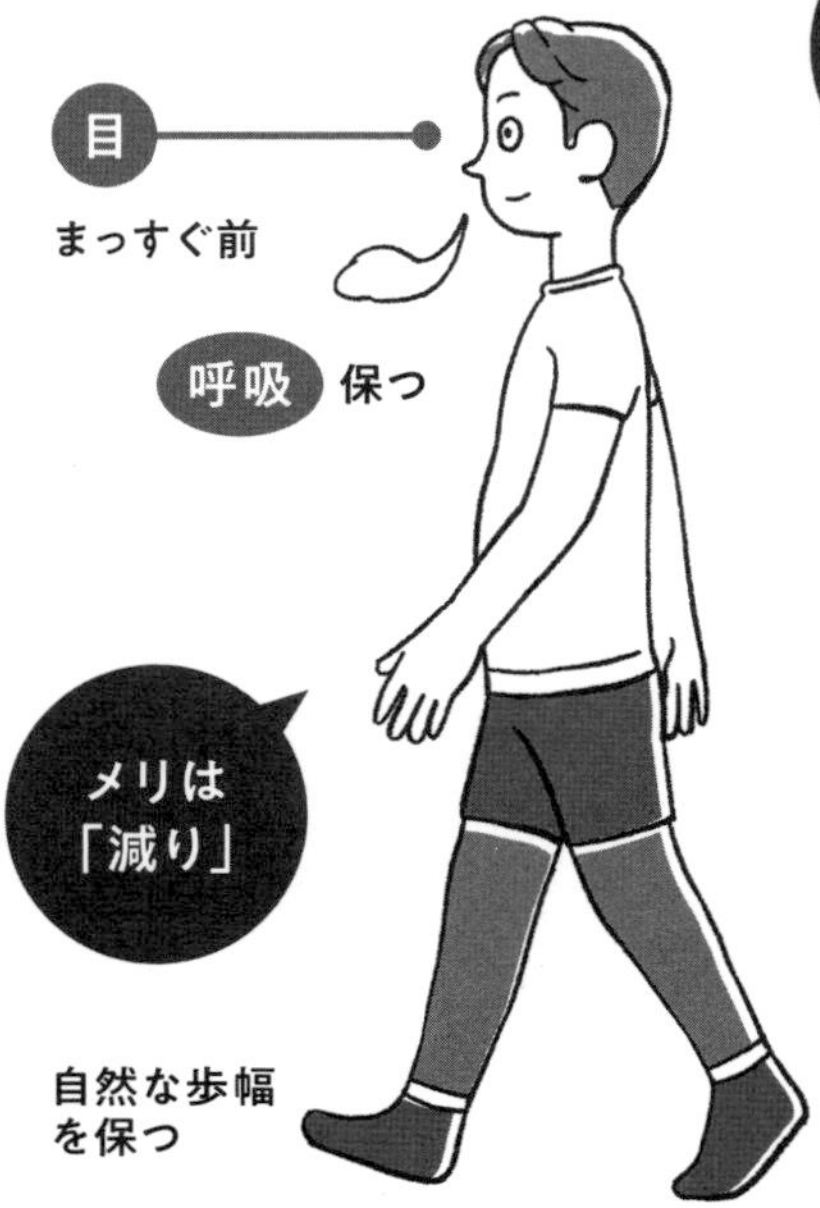

2

メリ ……普通歩き

姿勢や視線は**1**を保ってまっすぐ。頭上から糸で吊されたイメージで背筋を伸ばす。自然な歩幅で、呼吸を保ちながら歩く。

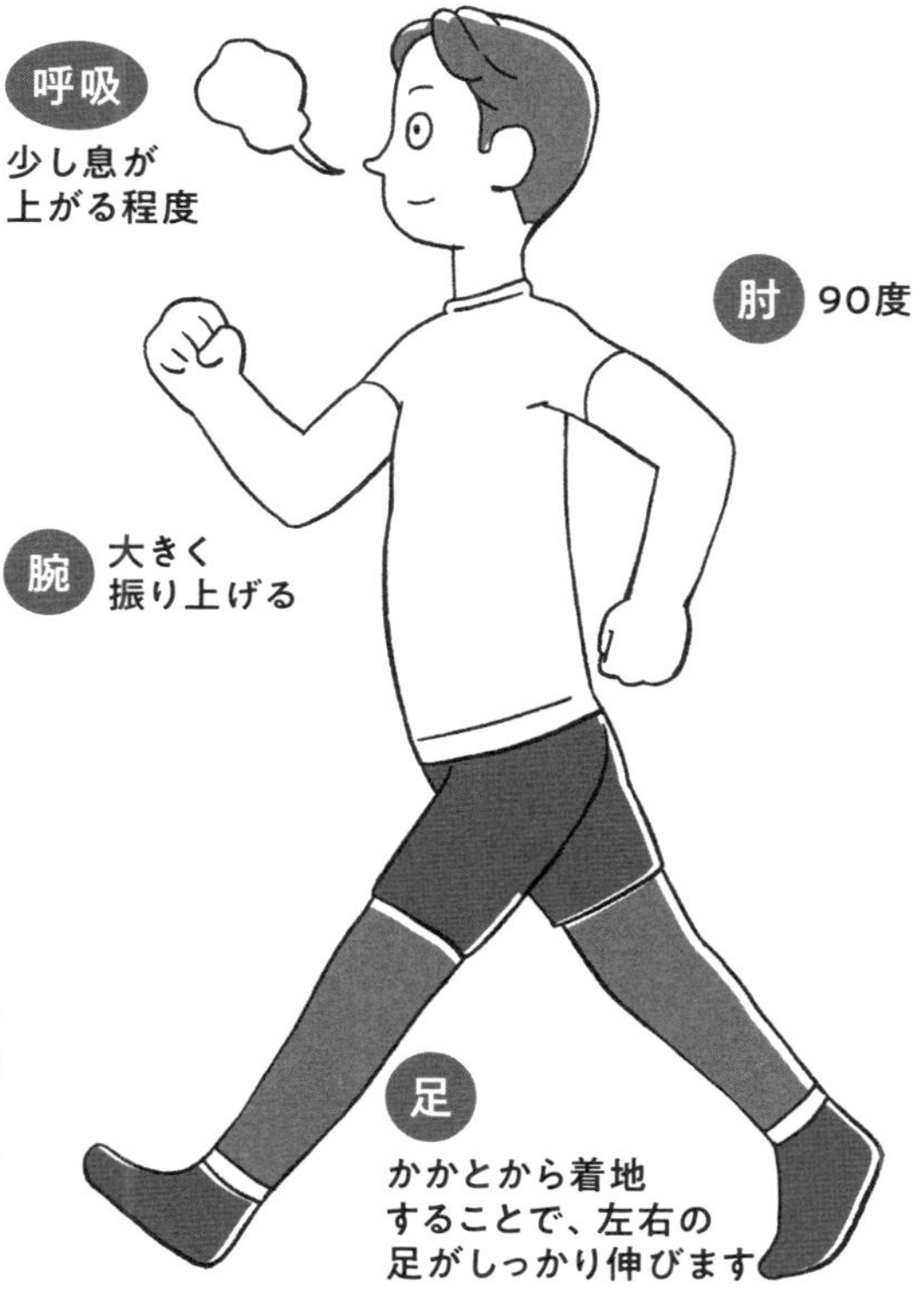
目
視線は10～20m
先を見ると、歩幅を
広げても前かがみに
なりません
呼吸
少し息が
上がる程度
ハリは
「張り」
肘
90度
腕
大きく
振り上げる
足
かかとから着地
することで、左右の
足がしっかり伸びます

3

ハリ……早歩き

肘は90度くらいに曲げ、腕を大きく振り上げながら、歩幅を広げ、速度を上げて早歩きをする。

\\ Point! //

メリ歩き3分、ハリ歩き3分を1セットとして、5セットをくり返すのが目安。のべ30分間の程よい運動になります。なれてきたら次のポイントを意識するとさらに負荷を強め、筋力増強の効果が期待できます。

- □ 速度を上げる。
- □ 肩甲骨《けんこうこつ》を背骨に寄せるのを意識しながら、腕を前後に大きく振り上げる。
- □ 歩幅を広げる。

ZUBORA ZUBORA

運動3

電車通勤は
ながら運動に好都合
筋ポンプ作用で
血流をアップ！

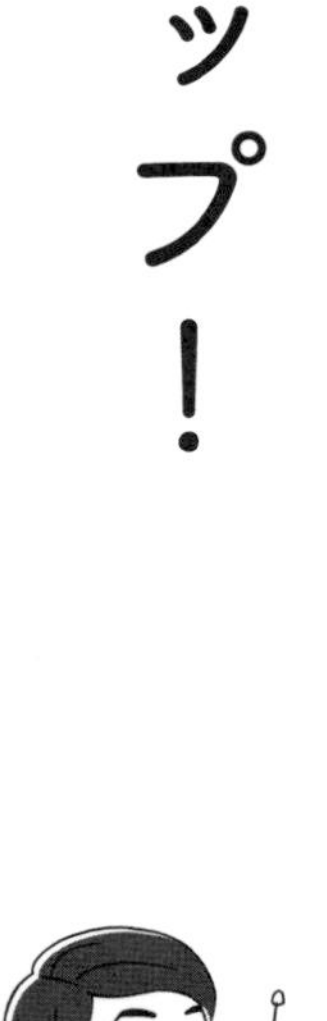

ただ立っているだけの
血流停滞時間をながら運動法で
運動時間にチェンジ！

立ち時間は刻々と血液が溜まる血圧上昇タイム

帰りの通勤電車で座れないとドッと体がだるく重く感じませんか？　そのとき、足のふくらはぎはパンパンになっていませんか？　体内の血液は、心臓の働きで循環しています。しかし、長時間立ち続けていると、重力の影響を受けて徐々に体の下へ、足へと血液が溜まってしまうのです。

本来、心臓から動脈へと押し出された血液は、目的地で折り返すと、血液を心臓へと送り返す静脈の働きで循環しています。この血液の流れを「静脈還流《かんりゅう》」と呼びます。静脈還流は体内のさまざまな働きによって維持されています。呼吸、動脈の血流の勢い、逆流を防ぐ静脈弁、そしてふくらはぎ周辺の筋肉の収縮による「筋ポンプ作用」です。**筋ポンプ作用は足の下部の静脈を圧迫して血液を押し上げます。その働きから「第二の心臓」と呼ばれる**ほど重要です。

しかし塩分の摂りすぎで血中の水分が多かったり、筋力の低下で押し上げる力が弱かったりすると血液が溜まり、足はむくんでパンパンに。そして、その解消のために血圧が上がります。そこで立ちながらできる運動で筋ポンプ作用を助けてあげましょう。

やってみよう!

かかと上げ下げ

終日の立ちっぱなし、座りっぱなしで血流が足に溜まって、
疲れやむくみを感じたら、
仕事の合間や電車の待ち時間に10〜20回行います。

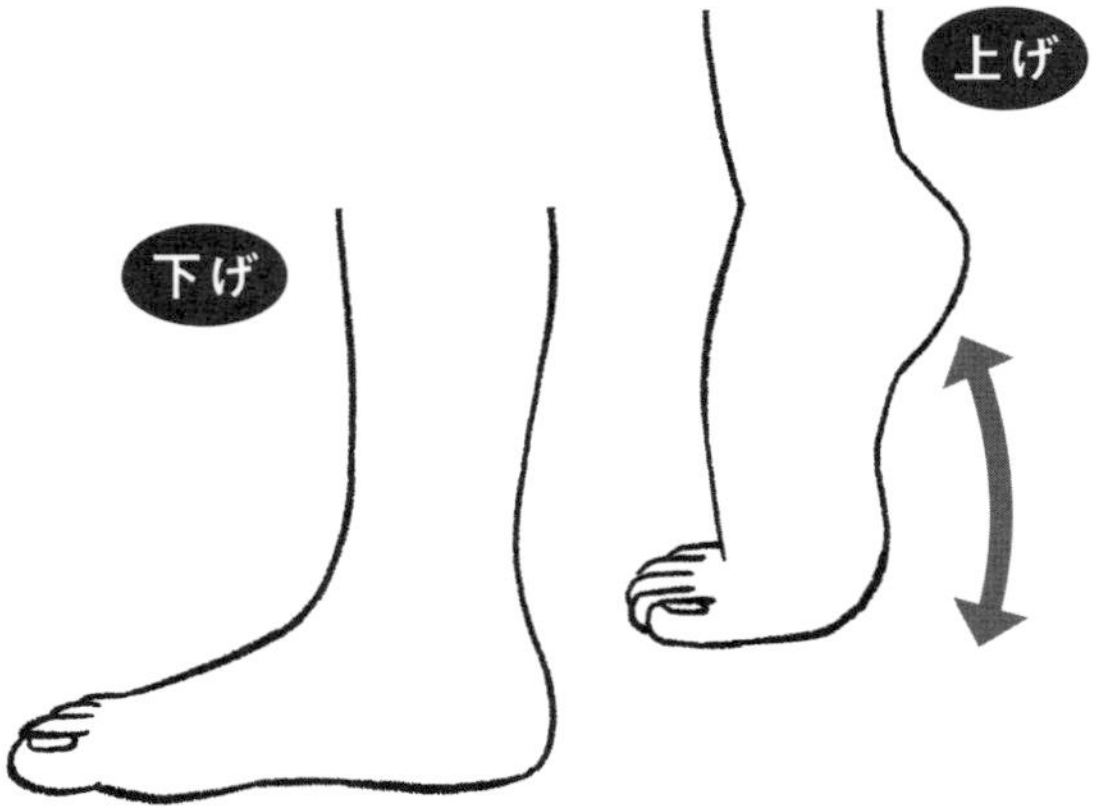

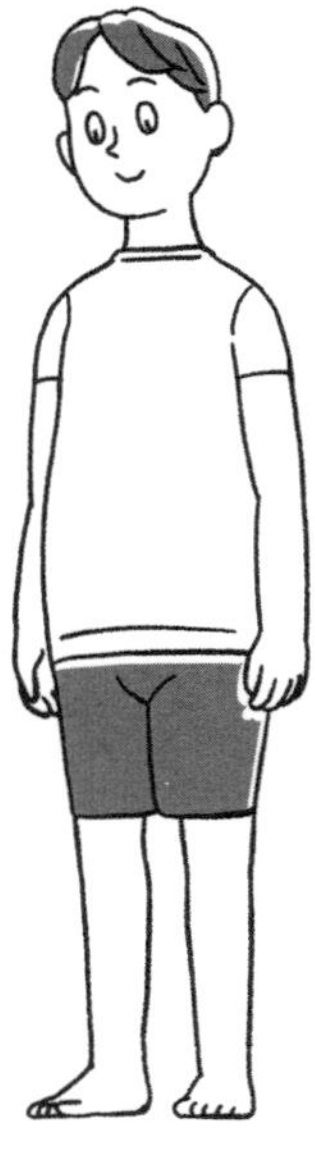

下げ

静かにかかとを降ろす。つり革につかまれば電車内でもコッソリ可能。

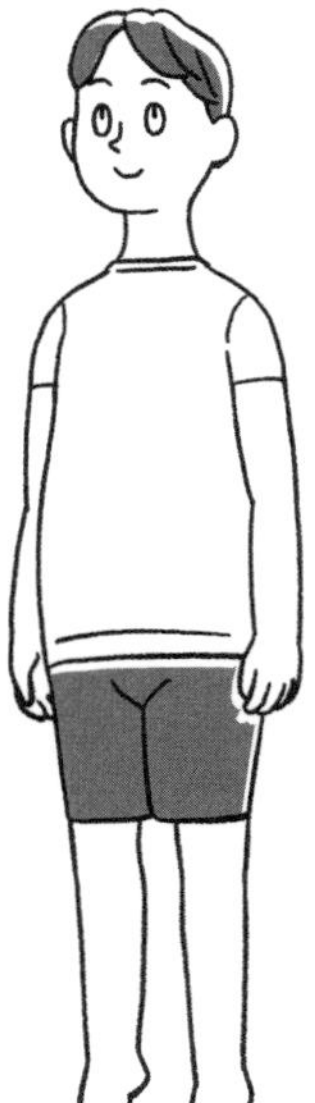

上げ

指先でスッと立ち、ふくらはぎの筋肉にギュッと力を入れる。

やってみよう!

もも上げ足踏み

ポッコリお腹の人は、バランスを崩すと危険なので、
壁や手すり、家具などに手を添えてやりましょう。
「上げ下げ」で1セットを10～20セット行います。

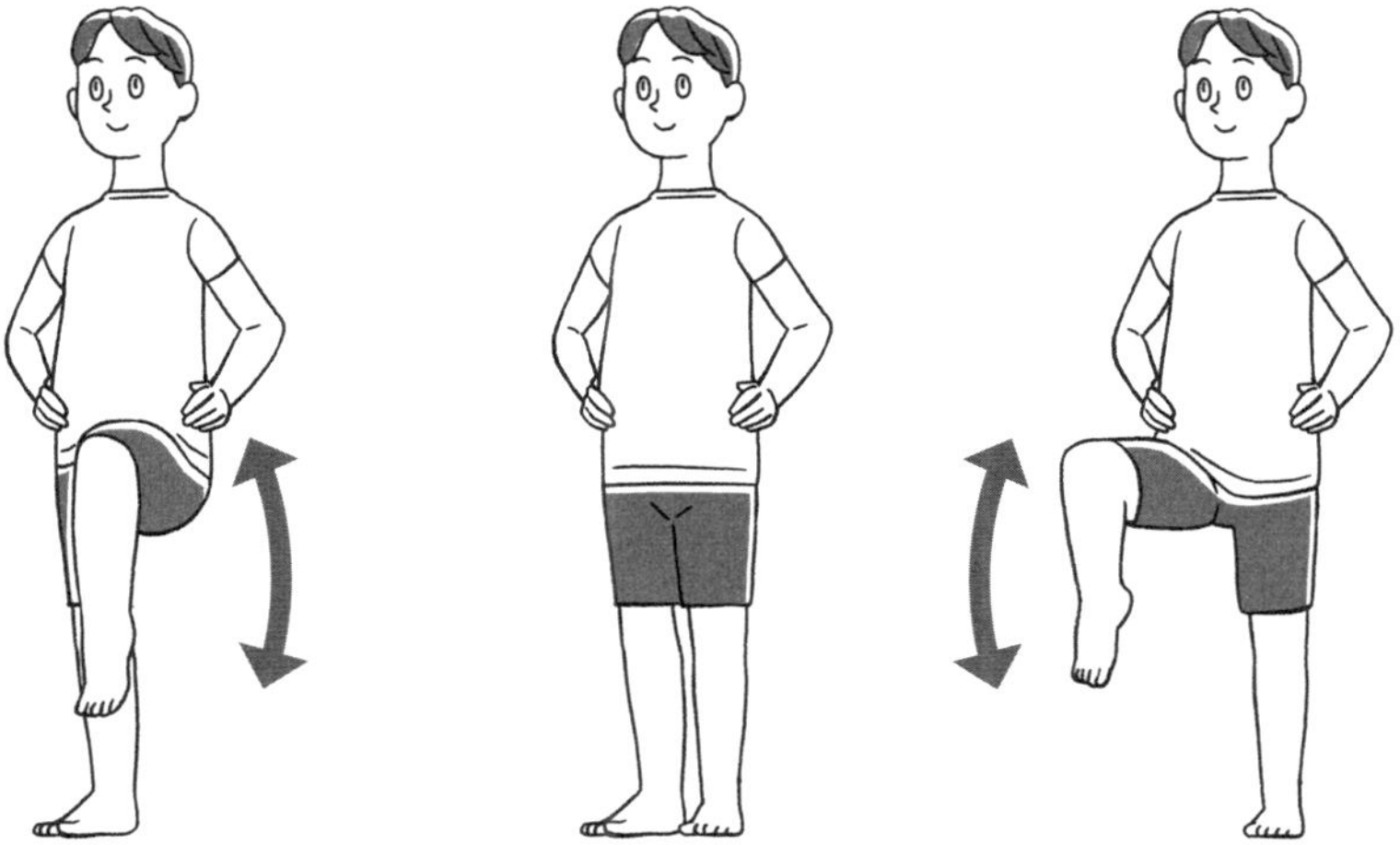

1

太ももが床と平行になるくらいまで、ひざを上げます。

2

ゆっくり足を降ろします。

3

反対側の足も同様に上げます。足を降ろしたら1セット。

Point!

疲れが溜まると猫背になり、腰が落ち、ひざも曲がりがちに。姿勢が悪いと交感神経が刺激され、常に血圧が上がりやすい状態になります。常に背筋を伸ばし姿勢を正すことを意識しましょう。

運動 4

TVを見ながらでも リモートワーク中も 椅子スクワットで 下半身強化！

何もない状態のスクワットよりも、
座れるという安心感があるので
しっかり負荷をかけながら
腰を落とすことができます。

ほどよく体の負担を減らし無理なくできる

次はスクワットです。スクワットの効果を上げるポイントは、ゆっくり動いて負荷をしっかりとかけ、腰を落としてさらに負荷を加えること。ポッコリお腹の人にはどちらも不安が大きく、ズボラさんの気持ちの「やるぞスイッチ」はなかなか入らないと思います。しかし、椅子に座ったり、椅子から立ったりは日常の動作。そのついでの**「ながら運動」なら、やるぞと思わなくてもやれるはず。**「立ちながら」「座りながら」のついでに「くり返し」を加えるだけで効果的な運動ができます。

また、筋力も弱く、運動習慣のない状態でキツめのスクワットに挑むのは、逆に過度な血圧上昇を招くリスクもあります。深く腰を落とさずに座るまでの動きによる、ほどよい負担削減で、安心、楽ちんなスクワットが可能です。

スクワットを続けることで、とくにお尻と太ももの筋肉が鍛えられます。すると日常の歩行時の可動域も広がり、歩きながらの運動もパワーを増します。下半身の運動効果が増すことで、血管を拡張し血圧を下げる働きをする一酸化窒素の生産が促されるなど、効果の雪だるま現象が期待できます。

やってみよう!

椅子スクワット

やわらかいソファなど、腰を落とした瞬間沈むようなものは避けましょう。
椅子はキャスターなどで動いてしまわないものを
使用します。

1

椅子の前に立つ

椅子と平行に、
姿勢を正し、足を肩幅
に開きます。

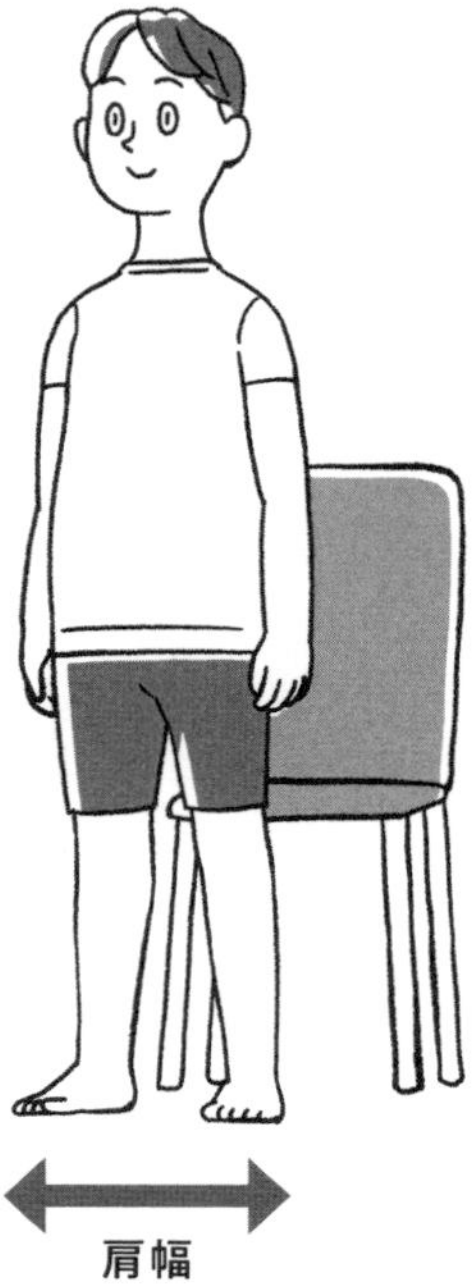

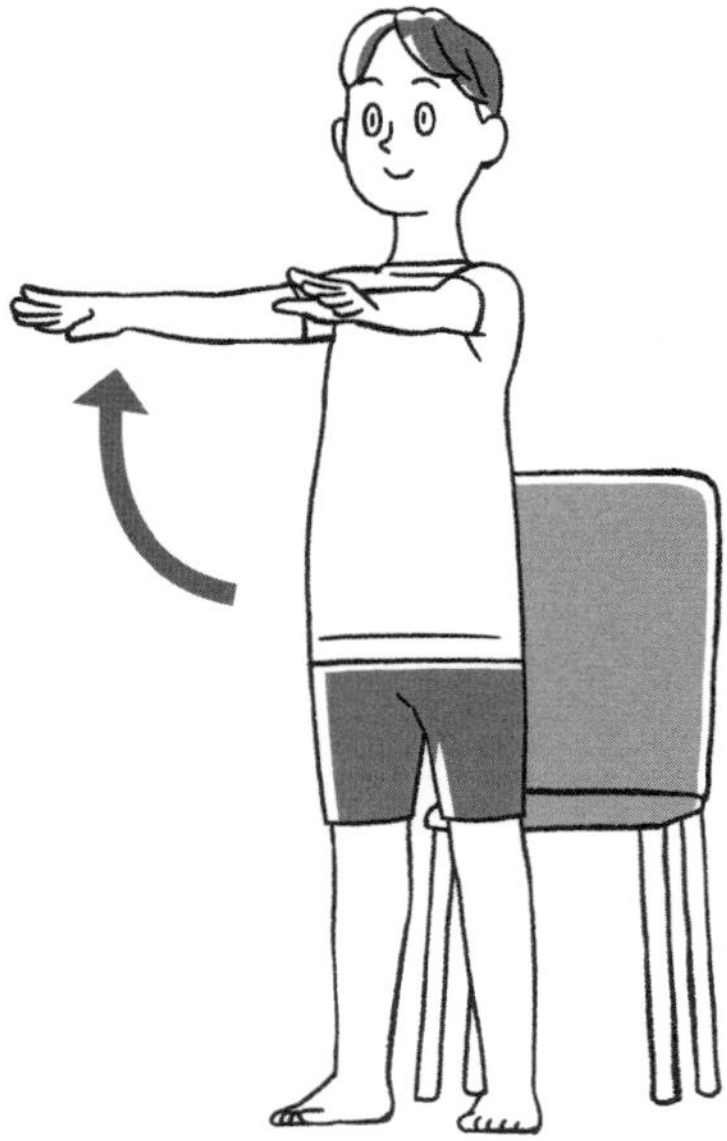

2

両腕を前に伸ばす

手の平を下にして、両腕を
前に肩の高さまでゆっくり
上げて伸ばします。

3

息を吐きながら ゆっくり座る

息を吐きながら、ゆっくりと体を前屈させる。お尻を引いて腰を下げていきます。

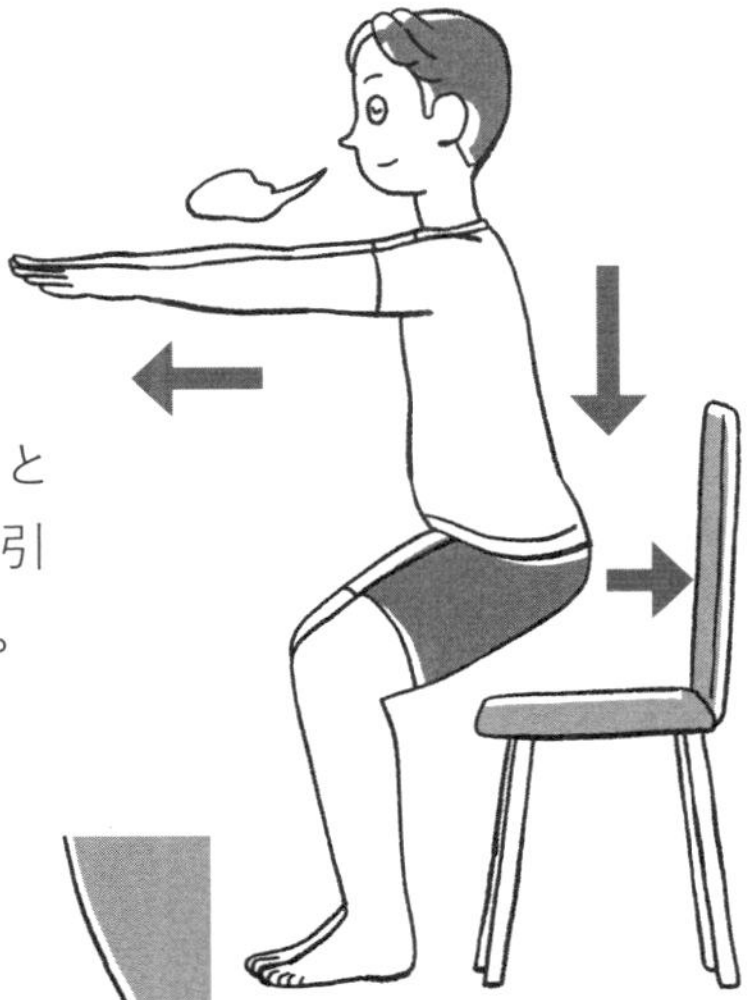
お尻を引いて
ゆっくり
腰を下げる

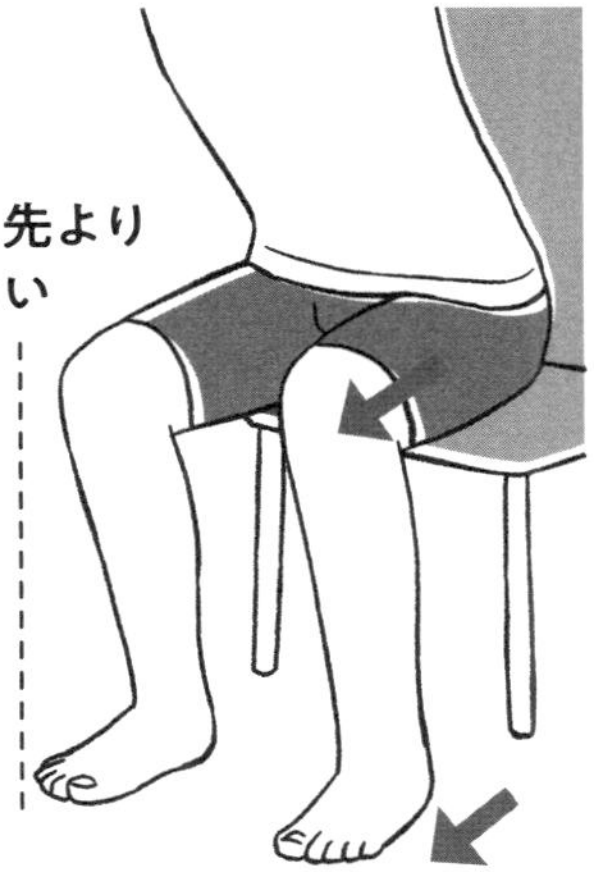
ひざが足先より
前に出ない
足先とひざは
同じ向き

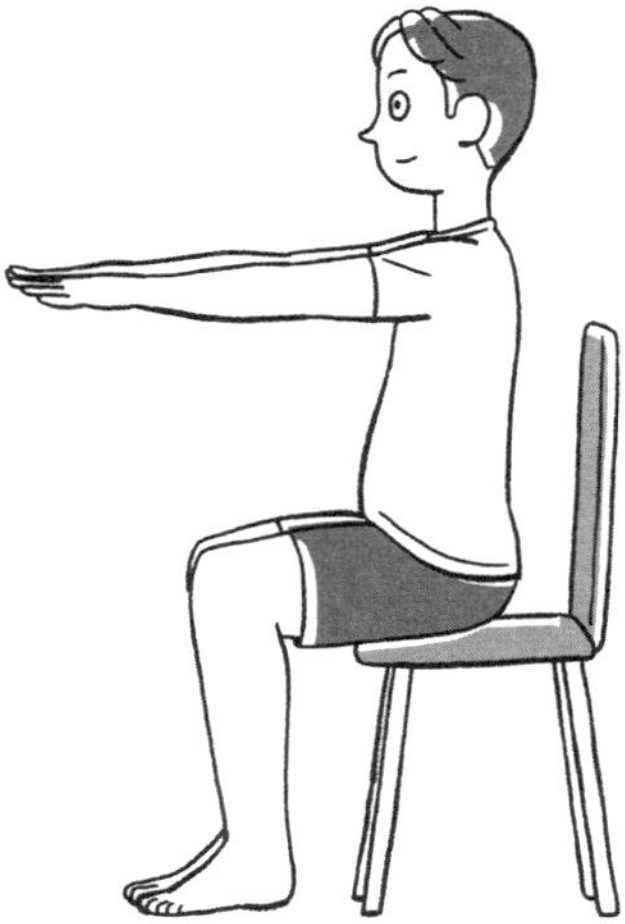

Point!

すべての動作をゆっくりと行うことで筋肉に負荷がかかります。

4

すぐに立つ

太ももの裏が椅子に触れたら、深く座らず、すぐにゆっくりと立ち上がる動作に移ります。

運動 5

人目を忍んでランランラン♫スキップ歩行で心身リフレッシュ！

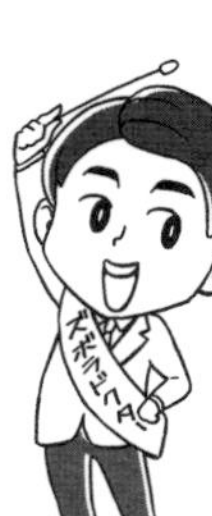

動きに合わせて鼻歌も加えれば
気持ちの圧も下がります！

意外にハードなスキップの運動効果

スキップの仕方、わかりますか？　子どもの頃に何となくやったことはあっても、大人になってしっかりやった記憶はない人がほとんど。あらためて頭でイメージしても「あれ、どうやるんだろう？」と悩むと思います。今、その場でやってみましょう！

説明するとこうです。まず片足をひざを振り上げるように上げ、地面についている足でジャンプ。上げた足を下げ、反対側もひざを上げながら足を振り上げ、残った足でジャンプ。これを前進しながらくり返します。意外にハードですね。しかも周囲の目が冷たい。

でも**スキップの運動効果は絶大です。**トイレに立った際の行き来の廊下で人気がない瞬間。地下道、路地裏、駐車場が無人のとき。すきあらばスキップをする習慣を身につけてはどうでしょうか。ただ、防犯カメラはしっかりその姿を捉えるとは思いますが。

大げさに歩幅をとらなくても、ゆっくり足を上げ、しっかりジャンプの動作は、そんなに不自然な姿ではありません。背筋を伸ばし、目線はしっかり前を見据えることで、「歩きながら運動してます」をアピールすれば、周囲の視線もやさしくなると思います。ぜひ、やってみましょう。心の中で「ランランラン♫」と伴奏すれば、気持ちもアップします。

運動 6

汗もかかない運動だから、せめてタオルだけでも握りしめたらそれも運動になった件

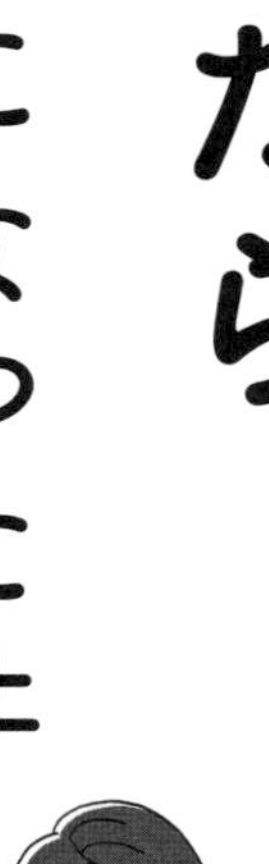

ほどよい力加減のながら運動で
血管がいきいき活性化する
「血活」生活の充実を！

一酸化窒素を生産しやすい血管活性化生活

ながら運動法は、日常生活のネガティブをポジティブに変えます。たとえば汚れのこびりついた食器や調理器具。落ちない汚れをにらみつけてゴシゴシ力を入れてのため息はネガティブ。でも、ゴシゴシ入れた力を一旦止めて、フッと脱力の休憩を入れると、止まっていた血流が再開します。ゴシゴシからのフッによって、血管が強制的に収縮・拡張され、その際の血流が血管内を刺激。このとき、血管の内膜にある平滑筋《へいかつきん》の緊張をゆるめ、やわらかくすることで血管を拡張し、血圧を下げます。

この平滑筋は、筋肉なので加齢と共にかたくなると血管の拡張機能も衰えます。体の老化は見た目でわかりますが、**中高年からの加齢に伴う体内の変化は気づかないうちに始まっているのです。**その体内では、血管内の表面を覆っている血管内皮細胞も、日々、血圧を調整するためにさまざまな物質を分泌しています。その1つが一酸化窒素（NO）です。一酸化窒素は平滑筋の緊張をゆるめてやわらかくし、血管を拡張し、血圧を下げる働きをします。さらに血栓が作られるのを防ぎ、炎症を抑制し、免疫力を強化するなど、一酸化窒素の生産を増やすことは、血管の健康維持に欠かせません。

血管内皮細胞にNO増産を指示するタオル握り

血管内皮細胞のNO生産力は、血管の加齢による衰えと共に減少します。血管の衰えとはかたくなること。血管がかたくなれば血圧も高くなります。この負の連鎖、見えない所のこととは言え、見過ごすわけにはいきません。

血管内皮細胞が生産するNOが血管をやわらかくする。やわらかい血管が血管内皮細胞の生産機能を維持する。この血管活性化の環境維持に必要なのが、血流のよい血管内環境なのです。そのためには、ほどよい運動で常に適度な血流の刺激が全身の血管に与えられるよう、**ながら運動法での血管活性化、つまり「血活」が重要**なのです。

すでにいくつものながら運動法を見てきましたが、ここで究極のワザを伝授しましょう。まず吸水性のよい厚手のタオルをご用意ください。安心してください、汗をかくような運動を、今さらズボラさんには提案しません。その冷や汗を拭きましょう。

そのタオルをクルクルッとまいて、ギュッと手で握るだけ。このタオル握りストレッチは米国の心臓学会も認めた「ハンドグリップ法」をアレンジしたもので、4週間の継続で血圧が平均10%下がったという臨床データも報告されています。

やってみよう!

タオル握りストレッチ

タオルを握る力は、最大握力の30%を目安にするのがコツ。
ギュッと握ったまま2分間、フッと力を抜いて1分間。
左右2回ずつを、毎日続けます。

1
準備
タオルを棒状に
丸める。

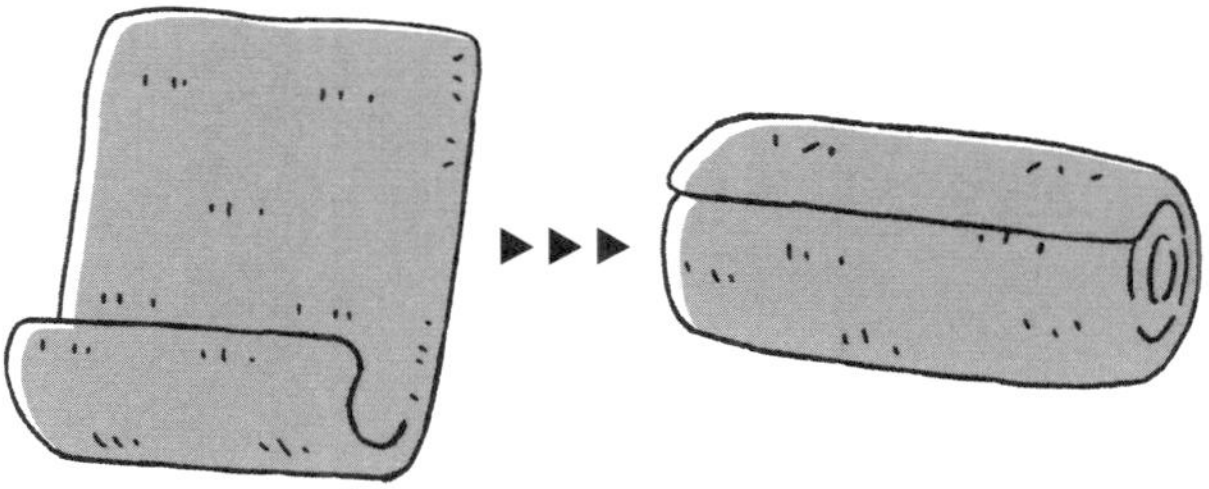

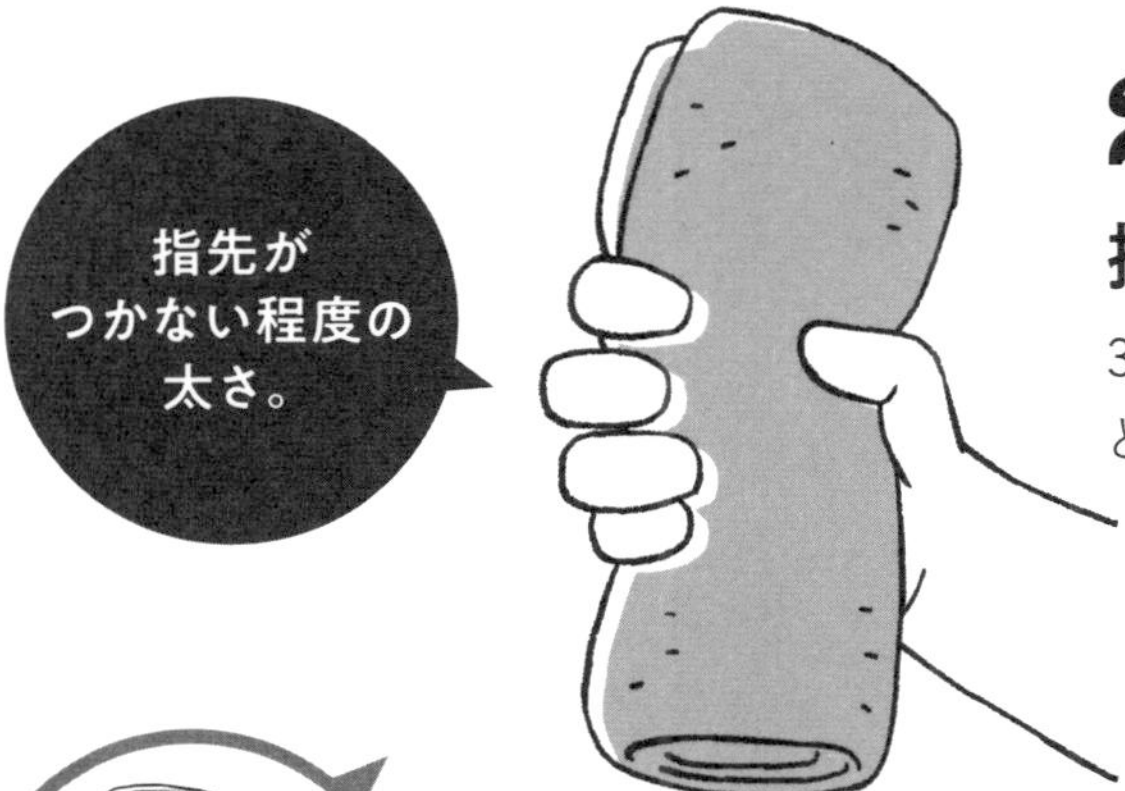
指先が
つかない程度の
太さ。

2
握る
30%の握力でギュッ
と2分間キープ。

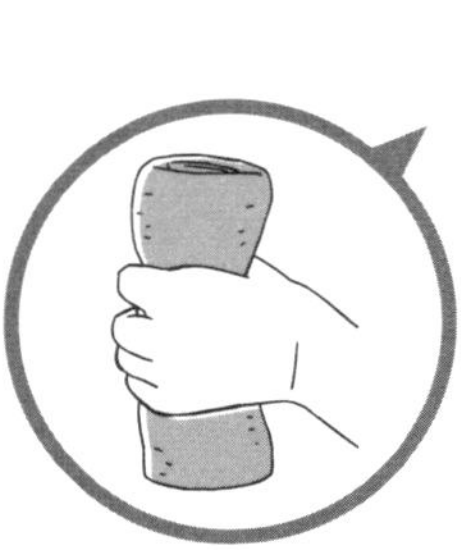

**2·3を
左右2回ずつを
毎日続ける。**

3
休める
フッと力を抜いたまま
1分間放置。

運動 7

和の所作がしびれるぜ！1分間正座で血圧をリセット

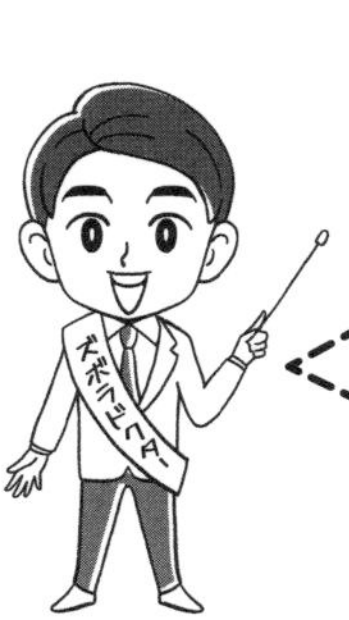

カンタンな動作で
足の動脈血管の働きを
最大限に促します！

正座が心と血管を強くする

ズボラさん、そこに座ってください。正座で。あれ、どうしました？　え。もう足がしびれた？　まだ5秒しか経っていません。あと55秒、そのまま正座してもらいます。なぜ？　今、ズボラさんが感じているビリビリは、体重に圧迫された神経がその重さで本来の働きが「できません！」「ご勘弁！」と言っているSOSのサインです。このとき、血管も圧迫され血流も滞っています。いいえ、ズボラさん自身が「ご勘弁！」と叫ぶ必要はありません。それより想像してみてください。1分後に正座をとくとどうなるのか。そう、「ひゃーッ」て感じになりますね。足の圧迫されていた太い動脈の血流が勢いよく再開されるからです。このとき、実は「血活」効果も生まれています。**血流に刺激された血管内皮細胞が血管を拡張する一酸化窒素の生産を活発化させている**のです。さらに血流をよくするためには、ひざの関節を伸ばすと効果的。ゆっくり立ち上がり、その場で30秒ほど足踏みをするとよいでしょう。ふらつきますから何かに手を添えてください。30秒、足踏みしたらまた1分間の正座。正座と足踏みを1セットとして、3セットくり返します。これが血流と神経の両方に血圧のリセットを働きかけるのです。さあ、ズボラさん。立ってみてください。

運動 8

「運動」が続かない そんなズボラさんに ながらでできる 「ニート生活」のススメ

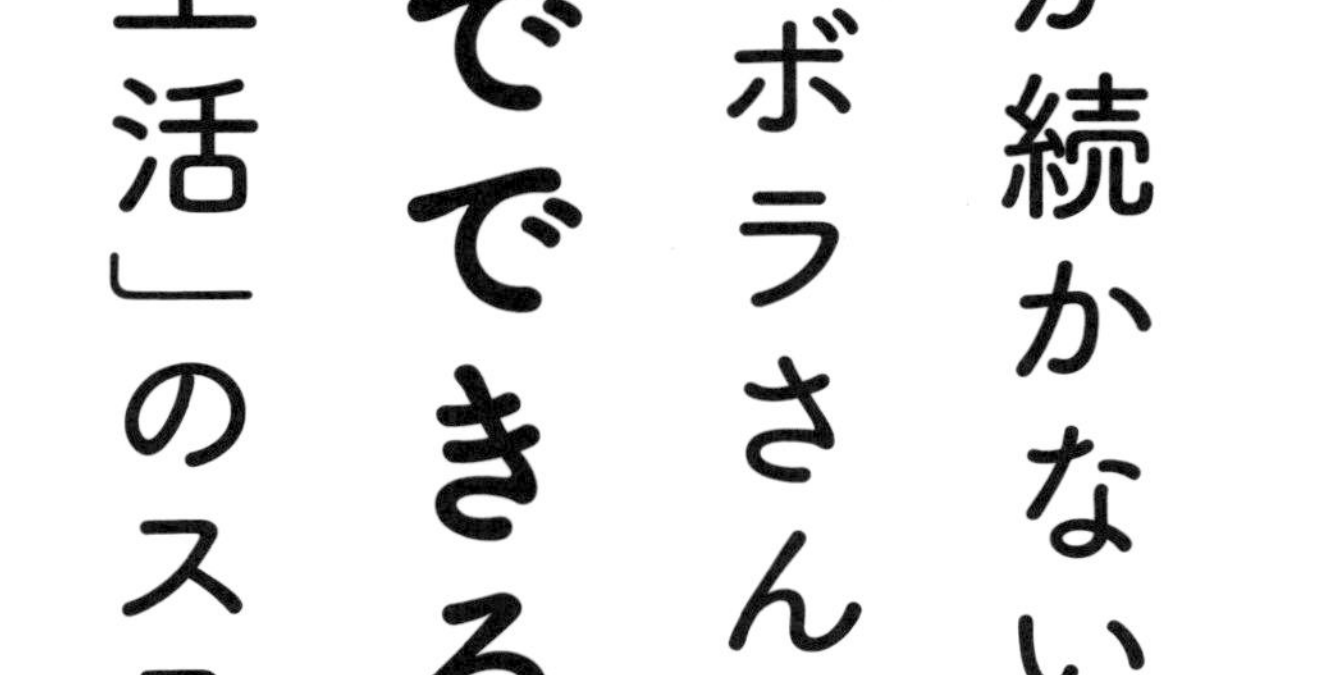
人生すべての瞬間でエネルギーを消費しています。あれも消費、これも消費と取り組めば日常生活も充実します。

ジム通いせずに代謝を増やす「ニート生活」

「ながら運動法」の総合ワザとも言えるのが「ニート生活」です。ここで言うニートとは「NEAT」と書きます。「Non-Exercise-Activity Thermogenesis」の頭文字で「**非運動性活動によるカロリー消費**」という意味です。非運動性活動とは、家事や通勤、犬の散歩といった日常生活で体を動かす、運動以外の活動全般のことです。

人は生きている間、エネルギーの消費＝代謝を行っています。基礎代謝（安静にしていても生命維持に必要なエネルギー消費）、睡眠時代謝（動きの少ない睡眠時でのエネルギー消費）、食事誘発性熱産生（食事をして消化吸収などによるエネルギー消費）、活動代謝（前述以外の家事や労働、スポーツなど身体活動に伴うエネルギー消費）などがあります。活動代謝では、スポーツ以外の非運動性活動によるエネルギー消費が約8割を占めますが、このエネルギー量の総称がNEATです。

体重が増えた、太ったなどで体を動かさなくなると安静にしている時間が増えNEATは減ります。一方、**家事でも積極的に取り組めばNEATを増やすことができます。**つまりやっていなかった運動を始めなくても、日常生活をしながら代謝が増やせるのです。

やってみよう!

NEATを増やす生活

コツは乗り物より徒歩、エスカレーターやエレベーターよりも階段、などの「置きかえ発想」と、「掃除機のついでに床拭き掃除」「食器洗いのついでに換気扇の掃除」と追加する「拡大発想」です。

[自宅編]

男性の家事の分担が「自分のため」としてもスムーズに実践できます。

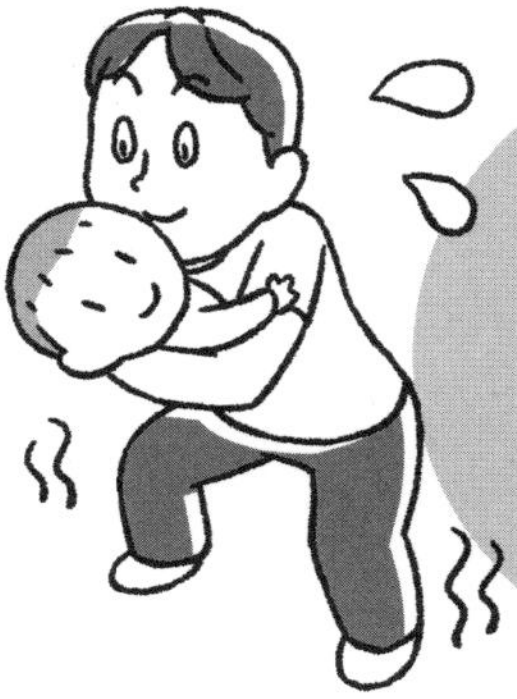

安全・ムリせず赤ちゃんをあやしながらスクワット。ハミガキをしながらでもOK。

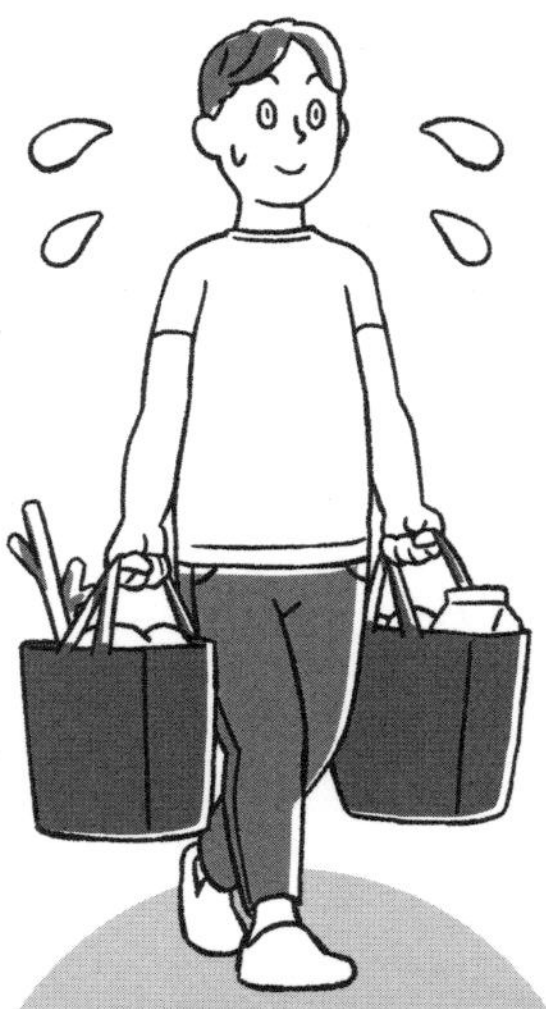

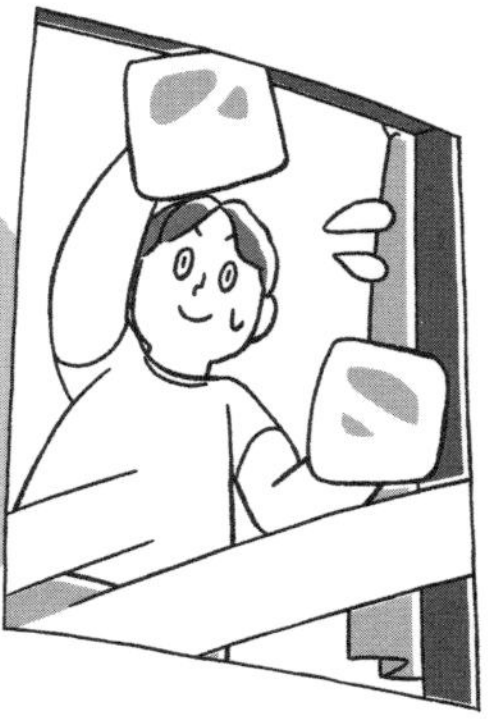

家の掃除は掃除機かけに何かをプラス1。

最寄り駅への移動、近所の買い物には、自転車を使わずに歩く。

［通勤編］

家と会社の間に「自分のために使っている時間」を意識することで
オンとオフの切りかえがスムーズにできます。

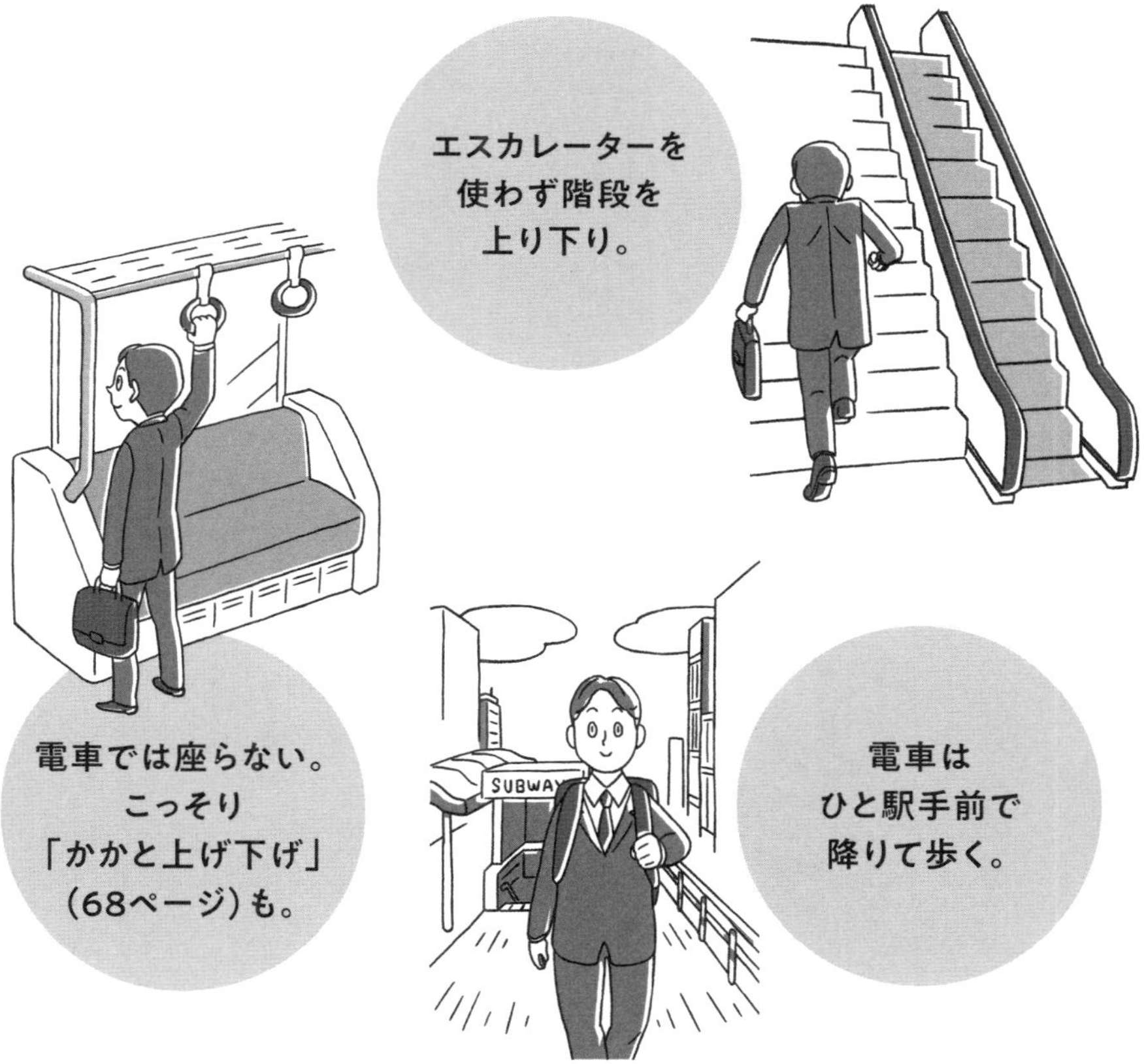
エスカレーターを
使わず階段を
上り下り。
電車では座らない。
こっそり
「かかと上げ下げ」
(68ページ)も。
電車は
ひと駅手前で
降りて歩く。

\\ **Point!** //

NEATの実践時には歩数計アプリを使うと、どれだけ動いたかわかり、やりがいが増します。

運動 9

血管にとっては楽じゃない！座りっぱなしを小まめにリセット

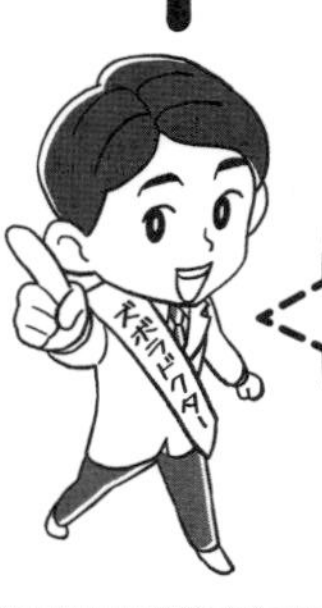

仕事に集中すると座り続けて
しまいがち。座っているからこそ、
小まめな休憩が必要です。

社長座りに学ぶ血圧ダウンのリセット効果

リモートワークで在宅していると、手の届く範囲で実務ができ、移動の必要がないため離席もほとんどしなくなります。自己管理、集中できるなどの理由でついつい仕事に没頭、雑談の息抜きもないまま時間が過ぎてしまうことも。座りっぱなし、デスクのみに集中した猫背、長時間の緊張など、それらはすべて血圧を上げる要因となってしまいます。

とくに座った姿勢が固定化されるのは危険です。首のつけ根の延髄には、血圧調整機構があり、顔が下を向く姿勢が続くことで刺激を受けると交感神経が優位に働き、血圧が上がるのです。また、股関節には太い動脈や静脈が通っています。座り続けるとこの血管たちが圧迫を受け、血流を阻害し、やはり血圧上昇のリスクが高まります。

座っているのは楽に感じますが、**悪い姿勢で座り続けるのは、血管にすれば楽どころか苦行なのです。**１時間に１回は、席を立って伸びをする。合間合間には、座りながら、椅子の背にもたれ、足を前に投げ出し深呼吸してみましょう。上半身と下半身が１３５度開くゆったりした、まるで社長の座り方です。血流が全身を巡り、副交感神経が優位になり、血圧もダウンします。思わず、「社長、楽ですね。これ」と実感することでしょう。

運動 10

後は寝るだけと横になったらそのままゴロゴロ寝ながらストレッチ

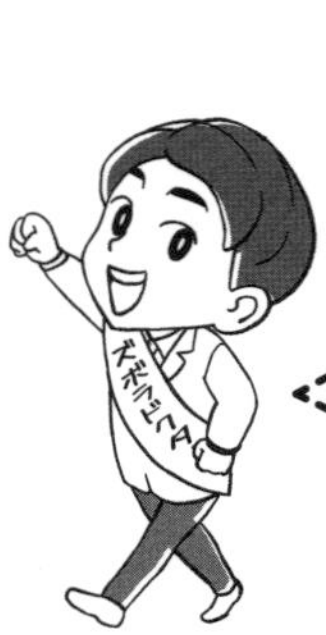

立っても座っても実は背骨は
負荷を受けています。
横になる瞬間を逃さず、寝ながら
背骨の疲れをリセット！

疲れが先か、高血圧が先か、いやリセットが先だ

もともと四足歩行で進化した脊椎動物にとって、座る、立つといった姿勢は背骨や腰に負担をかけます。ズボラさんに限らず、本来、誰もがゴロゴロするのは大好きですし、必要なことなのです。

血圧が正常の範囲にない状態だと疲れやすく、体調も整いません。また、血圧が不安定だと、消化器など体内の臓器の疲れや損傷の回復が後回しになり、慢性的に疲れを感じるようになります。そのまま寝ても、寝つけない、眠りが浅い、寝疲れするなど、睡眠の質も低下します。**寝る前のゴロゴロストレッチで疲れの連鎖をリセット**しましょう。

寝床に入ったら、睡眠をあせらず、横になりながらできるカンタンなストレッチで、背骨を動かし、血流を促進させてみてください。背骨の中の自律神経の働きが整い、内臓の疲れを改善し、リラックスした気分で質のよい睡眠に入ることができます。

背骨をゆるやかに刺激することで、膀胱と脳とを結ぶ自律神経の働きも整い、膀胱を適切に管理し、貯めて出す排尿のリズムが安定します。すると体内に溜まる塩分も定期的に排出されるので、血圧の安定、疲れの解消など、日常の健康実感が改善されます。

やってみよう!

ゴロゴロストレッチ

両手を上げることで、肩胛骨が背骨側に寄り
背骨の感覚が伸び、緊張をゆるませ、
心地よくリラックスできます。

1

あお向けになり
両手を頭上に上げる。

手の先、足の先に向かって
伸びをする。

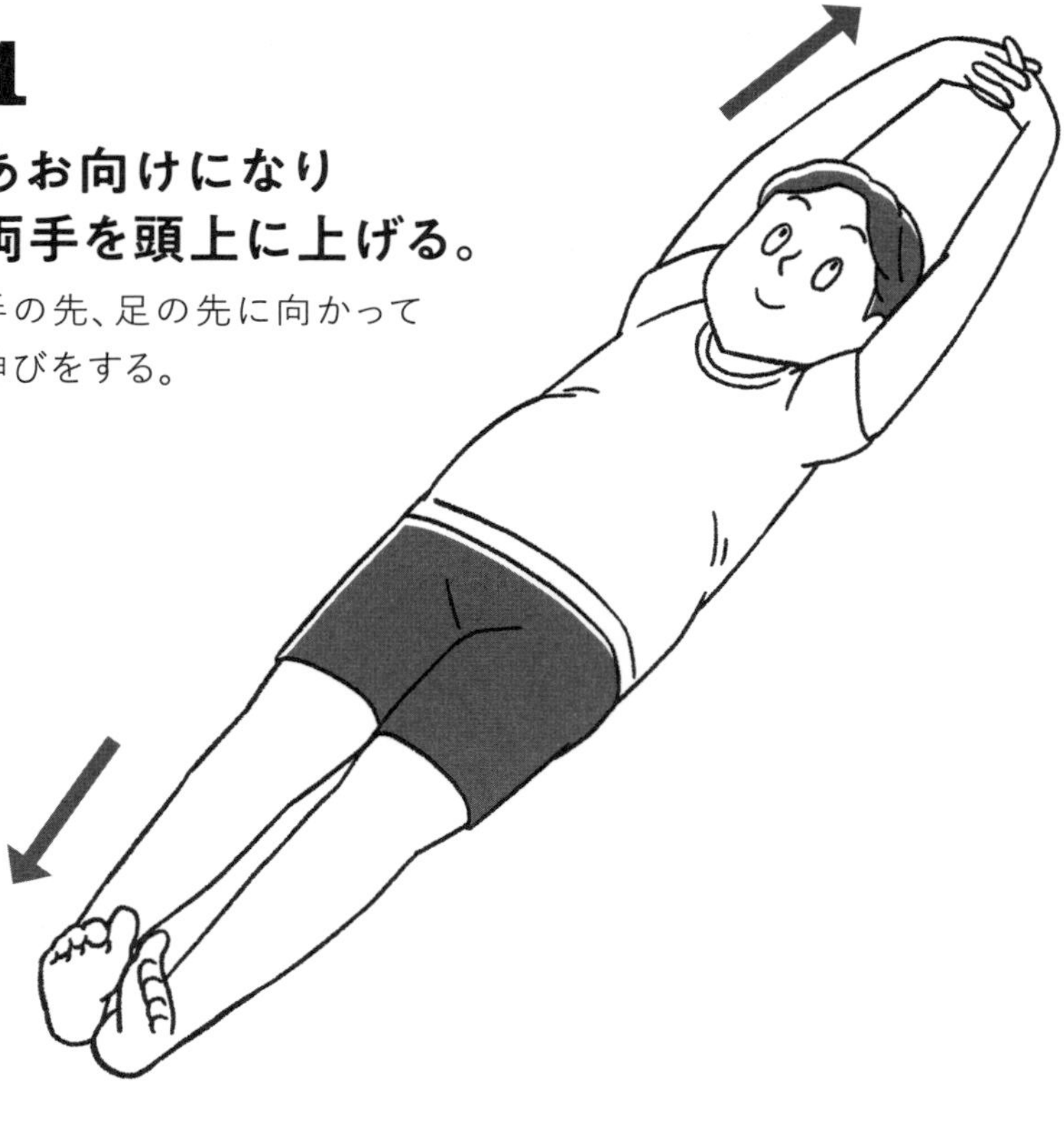

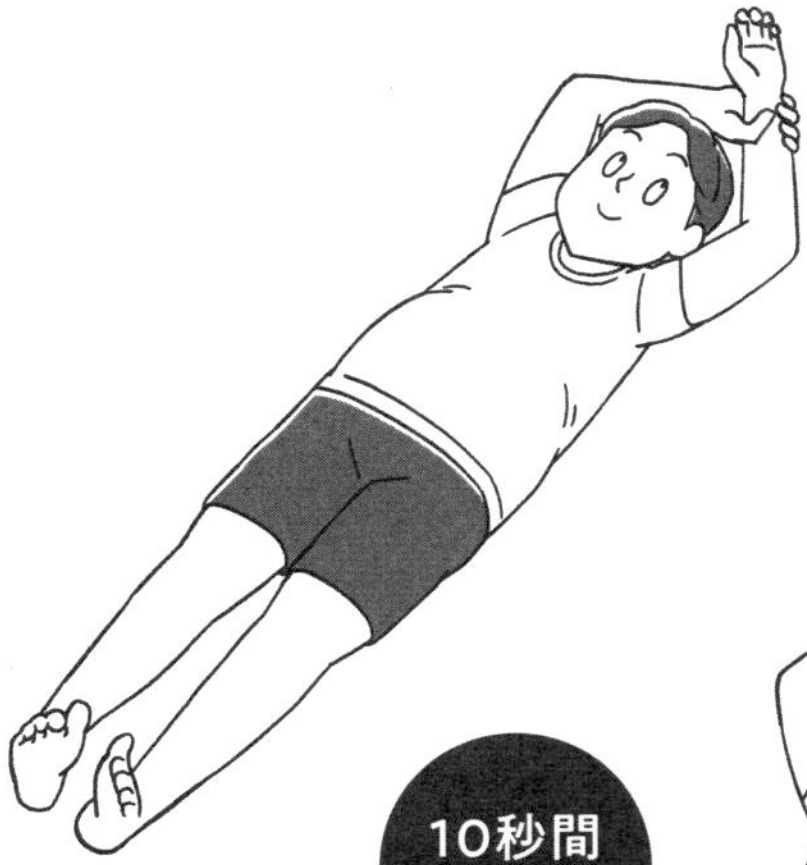

2

右手で左手首をつかみ、
腕を上に引っぱりながら
体を右に曲げる。

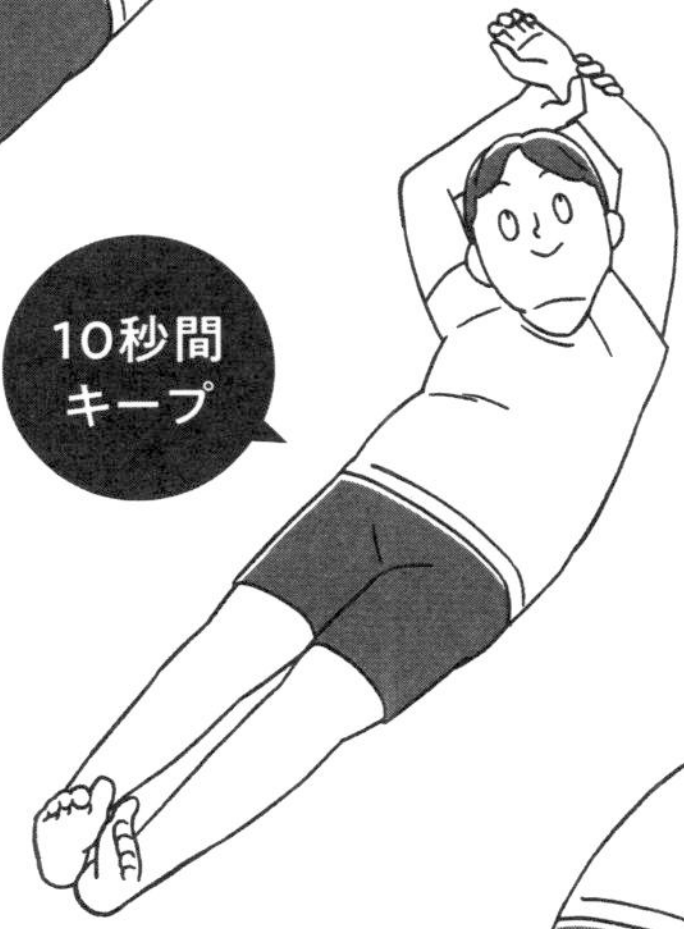
10秒間
キープ

3

曲がりきったらそのままの
姿勢を10秒間キープ。

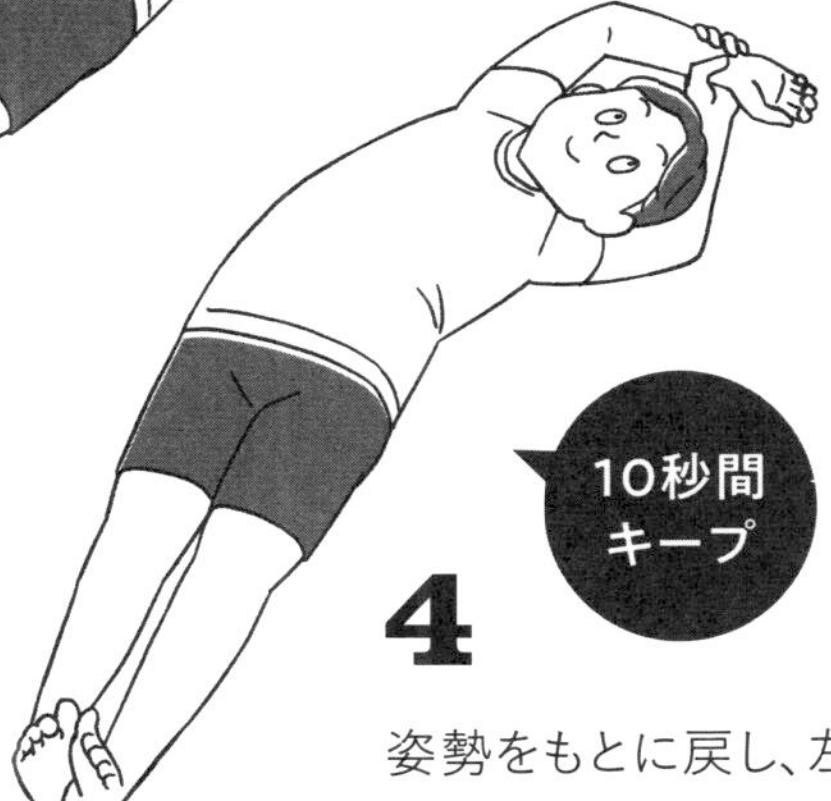
10秒間
キープ

4

姿勢をもとに戻し、左手で
右手首をつかみ、**2**とは逆
側に体を曲げ、10秒間
キープ。

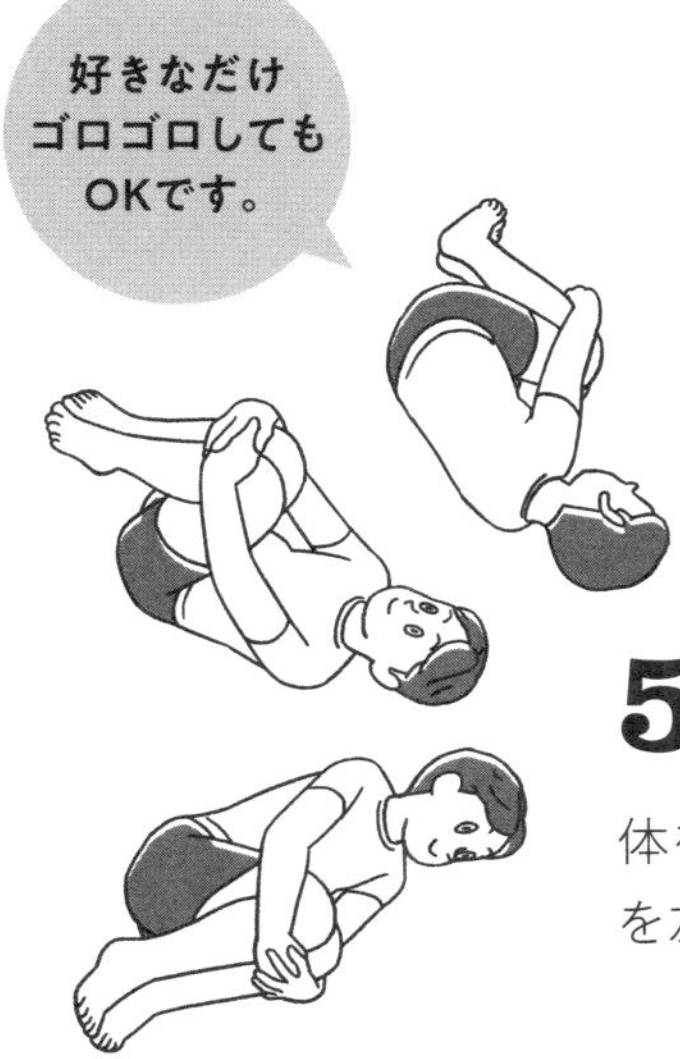
好きなだけ
ゴロゴロしても
OKです。

5

体をあお向けに戻し、両ひざを抱えて体
を左右にゴロゴロさせ、腰をゆるませる。

私の体験談2

自分に変化の自覚はなくても環境の変化が体に大きく影響する

G.D.さん　45歳　会社員

部署が移動し昼間歩くことが減っていた

前回までの健康診断では、正常値内で問題なかった血圧の数値が引っかかり、「上の血圧がかなり上がってますね。1度診察を受けてください」と言われました。自分ではとくに不調の自覚はなかったのですが、先生と話しているうちに営業から内勤になって、歩く時間が極端に減っていることに気づきました。帰宅の道を遠回りにして歩数を増やし、家の食事はみそ汁を薄味にしてもらっています。

血圧の変化	2019年3月25日	2020年10月31日
上	158	129
下	89	66

ズボラドクターのカルテ

環境が変化した後は血圧に注意

外回りの仕事は、かなりの運動量。40代からデスクワークになっても食生活がそのままだと、カロリー過剰で肥満が一気に進むことも。定期の健診で、環境変化の体への影響が血圧から推測することができました。変化を放置せず医師に相談してください。

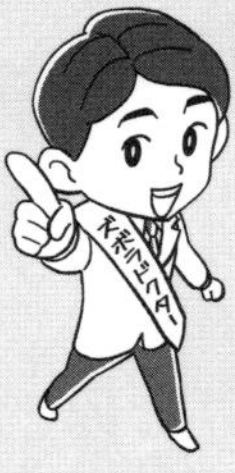

第4章

ズボラな人でもラクラク

高血圧が下がる生活習慣

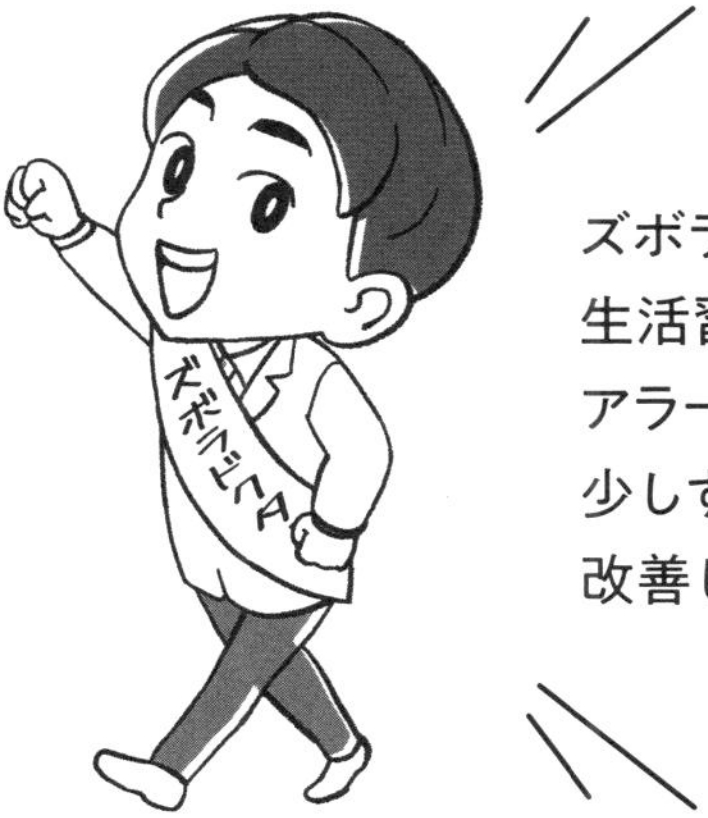

ズボラさんの血圧を高めたのは
生活習慣。計画的に管理し直す
アラーム健康法などで、
少しずつ体内時計を整え、
改善していきましょう！

生活習慣1

生活習慣のほころびを客観的な管理で整えるアラームコンシェルジュ

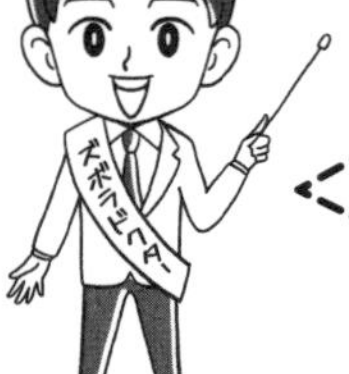

生活習慣のほころび改善は、
乱れた体内時計のリズムの調整から
始めましょう！

体内時計の乱れは体外時計のアラームで調整！

海外旅行で日本との時差の大きな国へ行くと、しばらく体調が乱れることがあります。「時差ボケ」とも言いますが、これは、日本時間の朝昼晩の生活サイクルに無意識に合わせた体内時計のリズムが、時差分を調整できずに起きる体調不良です。環境は朝なのに、体は夜の対応をしているので眠いといった不都合が生じます。これとは逆の現象が、ズボラさんの日常で起きています。昼夜を問わず働いたかと思えば、夜遅くまでの暴飲暴食、朝昼晩の塩分摂りすぎ、夏冬かまわず過剰なカロリー摂取により体内時計のリズムを乱し、本来、**体が無意識にやっていたはずの身体管理がおろそかになってしまっている**のです。

体内時計本来のリズムは、次のように整っています。朝。就寝モード中は優位だった副交感神経の働きは、明け方頃に徐々に交感神経優位へとバトンタッチ。夜更かしがその機能を阻害します。昼。本来、食事は適量をゆっくり摂取すればホルモンが満タンサインを送り、満腹中枢が作動し過食を防ぎます。しかし、容量オーバーのハイカロリーが続くと作動不能に。夜。睡眠ホルモンの働きが、テレビやスマホの刺激で阻害され、効果ゼロに。こうした体内時計の不調は、アラーム健康法で再調整します。

やってみよう!

アラームコンシェルジュ生活

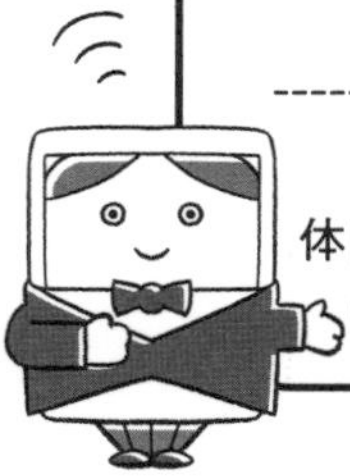

その時間に体が本来自覚する働きを、強制的に行うことで、体内時計のリズムをリセットします。専属のコンシェルジュ（執事）に頼む気分でまずは5つの「アラーム」を設定してみましょう。

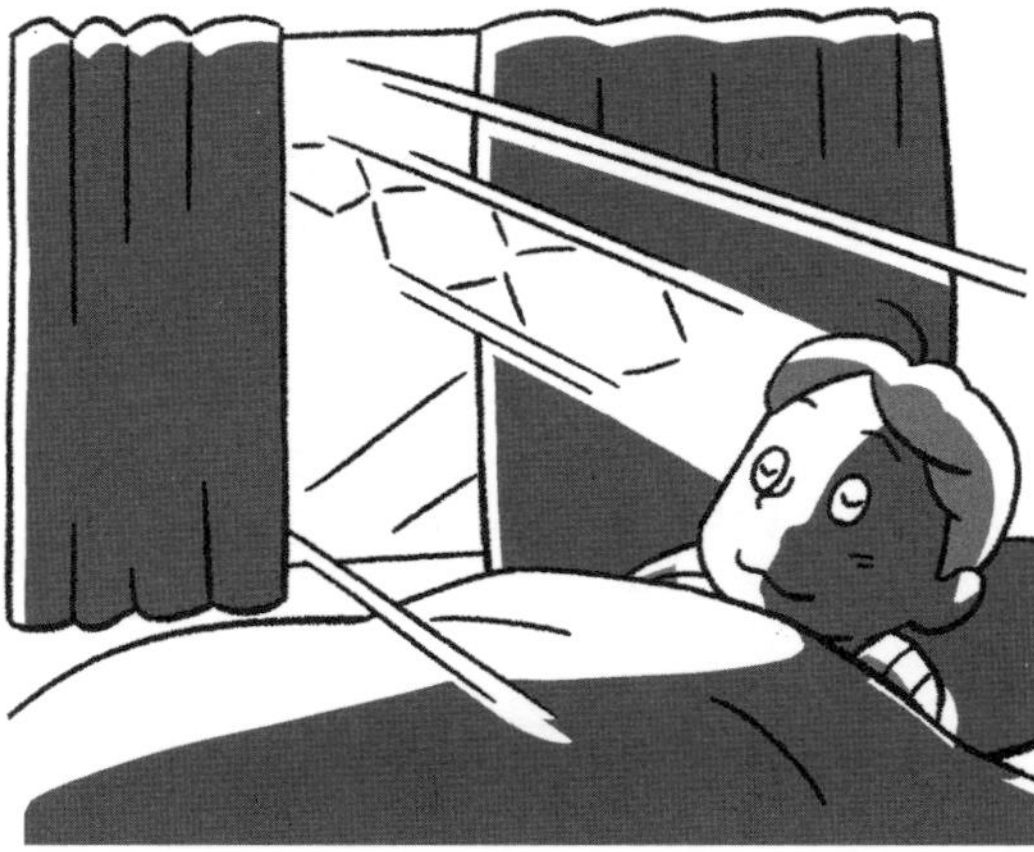

6:00 あえてカーテンを少し開けておき、朝日を感じて起きる。

明け方に向けて優位になっていく交感神経のリズムで自然な起床ができます。

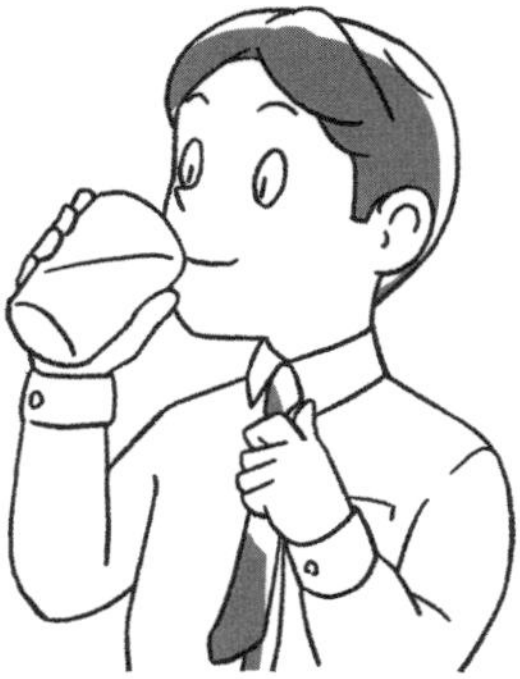

7:00 睡眠ホルモンの材料となる栄養を朝食でしっかり摂る。

牛乳や乳製品、タンパク質の卵など朝食メニューを決めます。

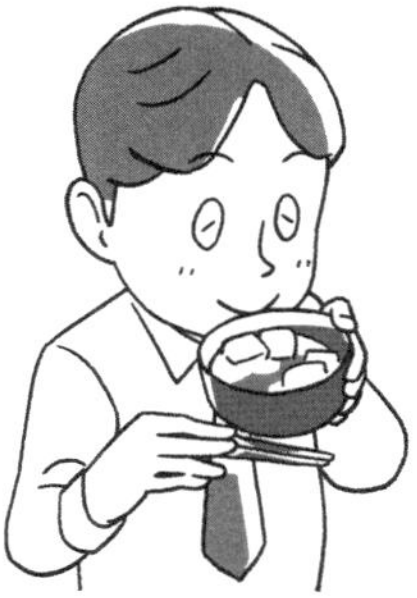

12:00

みそ汁つきの定食を選ぶ。

昼食に大豆食品を摂ると、脂肪燃焼効果が期待できるやせホルモンが分泌され、暴食モードにもブレーキ。味が濃いと感じたら水かお茶を飲んで調節します。

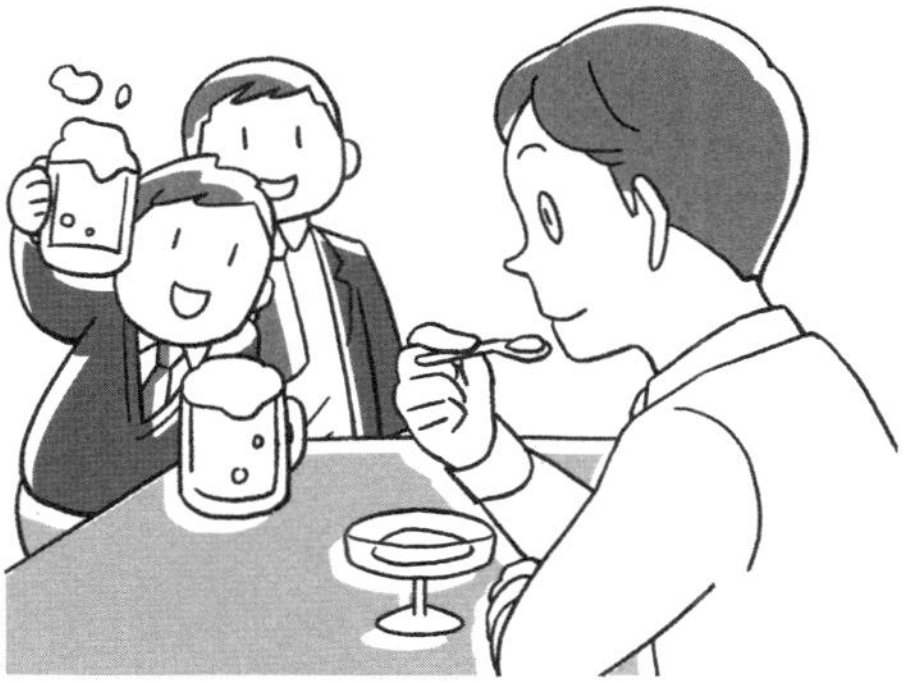

19:00

酒による暴飲暴食モードのスイッチをオフ。

事前にヨーグルトを食べると食欲抑制ホルモンが暴飲暴食のスイッチをオフにするサポートをします。

21:00

21時以降はスマホ禁止。

リラックスタイムとして、横になり、ゴロゴロストレッチをしましょう！

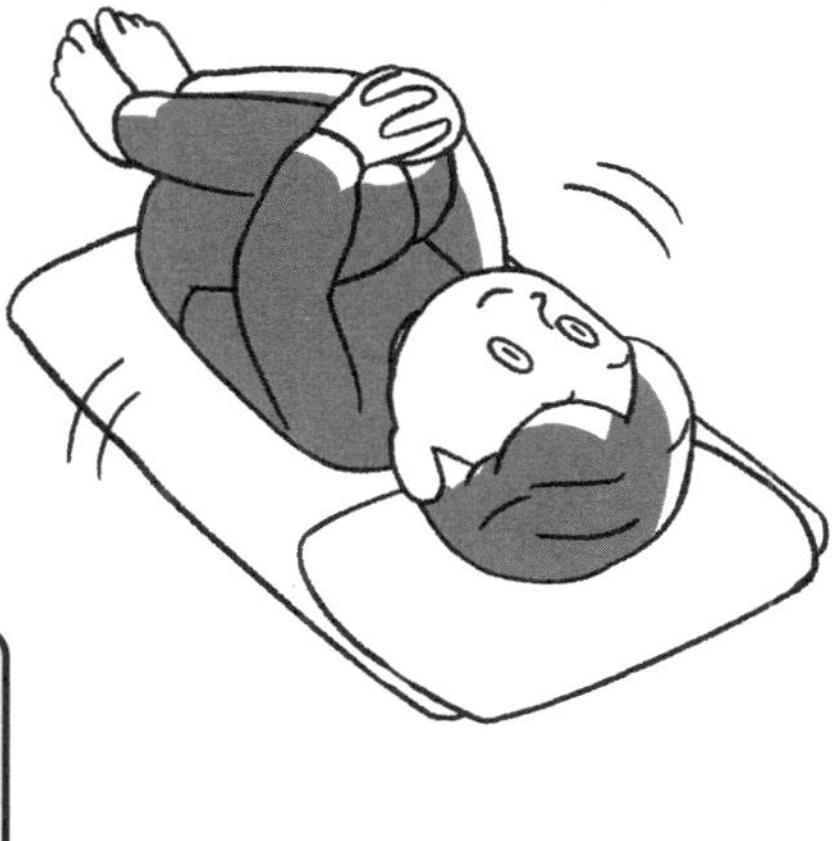

＼ **Point!** ／

体内時計の調整には質のよい睡眠が大切。7時間の睡眠時間確保を心がけましょう。

ZUBORA

生活習慣2

目覚めの3分間をゆっくり過ごす起床のスローモーション化

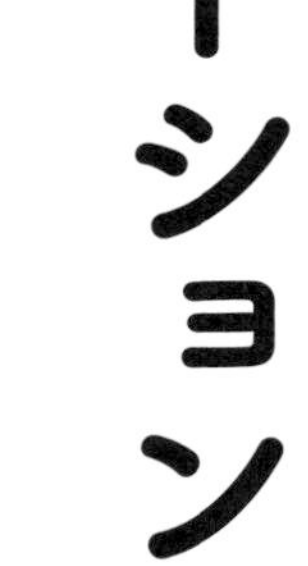

ガバッと元気よく起きるのではなく、
穏やかな起床を健康的に味わう
朝の新習慣。

目覚めて最初にすべきはスマホのチェック

血圧は、「寝ましたよ」の合図と共に睡眠中の夜間に下がり始め、体内時計が正常なら午前2時頃に最低値をむかえます。そして十分な睡眠をとった後、起床に向けた体内活動再開のために、血圧も上がり始め、起床と共に上昇。起床後1時間半後頃に最高値に達します。そのためまだ穏やかな上昇助走時の起床直後に体を激しく動かすと、血圧が過剰に上昇してしまいます。早朝に、心筋梗塞、狭心症発作、脳卒中といった心血管疾患が多いのはこのためです。血圧が高めの人ほど、この血圧急上昇は顕著で、正常な血圧の人と比べると、早朝の血圧上昇率は53％も高いのです。ガバッと起きるのは厳禁。目が覚めたら、**最低3分は布団の中でゴロゴロしてください。これだけはズボラさんも大得意のはずです。**そのゴロゴロが筋肉をほぐし、脳の活動を促すのでとても効果的なのです。

スマホでニュースのチェックをするのも有意義でしょう。布団から出る際は、負けず嫌いのボクサーを演じて、テンカウントギリギリに何とか起き上がるのが正解です。その後も起きてすぐの運動はかえって不健康です。朝食も摂らずにダッシュで出勤するのは、無謀すぎます。起床と朝食の時間をしっかり確保し、血圧を整えてから出勤しましょう。

生活習慣 3

OKポーズとNGポーズ形から入る血圧リセット

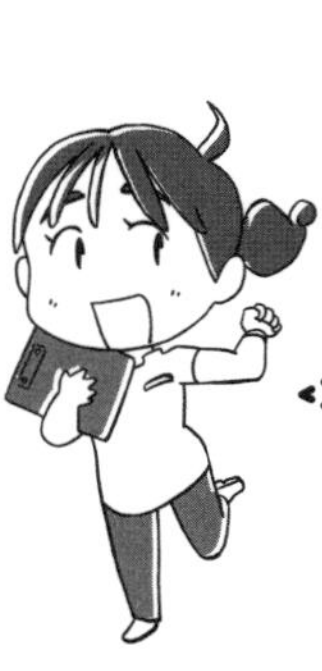

無意識の姿勢をポーズとして
認識すると血圧管理にOKな姿勢と
NGな姿勢が頭に入ります。

効果的な運動にもなるOKポーズは腕に注目！

「続けられるカンタンダイエット」と紹介されるストレッチを試してみて、「あれ？　結構複雑？」と思ったことは……ありますよね？　それがズボラさんです。毎回、説明を確認しないと再現できないのでは継続は不可能。そこでズボラさんでも思い立ったらすぐにできる、**血圧をリセットし恒常的な血圧の安定が期待できるトレーニング**をご紹介します。

「動作」を覚えようとするから頭に入りません。動作ではなく、ポーズとしてその印象をインプットしましょう。形の中には、ちゃんとリセット効果の理由も含まれています。理由は覚えなくても、ポーズが印象に残っていれば再現はいつでも可能です。子どもの頃に見た、ヒーローの変身ポーズを何十年経っても忘れないのと同じです。

ポーズ1　両足を肩幅より広く開き、両腕を真横に伸ばす。このとき、手は肩の高さ。

ポーズ2　そのままジャンプして両手と両足を同時に閉じ、開いて着地。20秒続けます。

ポーズ3　20秒休憩後、両足を肩幅に開いて、両腕を肩の高さで前に出す。そのまま、ひざをつま先より前に出さないようにしてお尻を突き出すようにゆっくり腰を落とす。

これで1セット。余裕があり、セットを増やす場合は20秒休憩します。

血圧を上げる要因が隠れたＮＧポーズ

ＯＫポーズは、意識して身につきますが、ＮＧポーズは、無意識にやってしまうので「やめる」ことが難しいもの。ＮＧポーズにはヒーローの敵のような怪人名をつけてみましょう。誰だって**ヒーローの方を演じたい。その心理でＮＧポーズとサヨナラする**のです。

最も血圧が上がりやすいのは「しゃがむ姿勢」です。足に体重がかかり、筋肉の多い足の血流が停滞し、血圧が上昇するポーズは怪獣「シャガムー」の攻撃姿勢です。

首には脳と心臓を結ぶ太い動脈の血管が通っています。この血管は高性能の血圧センサーでもあるのですが、スマホやＰＣに集中すると、背中だけでなく首まで曲がる首猫背となり、動脈を圧迫。呼吸も浅くなり、腹部の内臓なども圧迫し、血圧上昇の連鎖が起きます。まさに呪いをかけようと忍び寄る「妖怪クビマキネコゼ」の正体見たり、です。

電車でもオフィスでも、ついつい足を組んでしまうことはありませんか？　え？　最近ももがきつくて足が組めない？　不幸中の幸いです。足を組むと、股関節で血流が阻害され血圧が上がりますから、無理をしてまで組まないでください。「チドメ組」の一員になってしまいますから。

OKポーズ

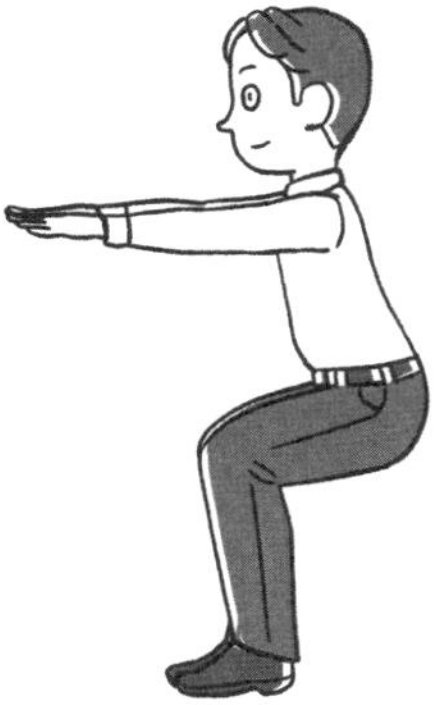

ポーズ3

両足を肩幅に開き、両腕を肩の高さで前に出し、お尻を突き出して腰を落とす。

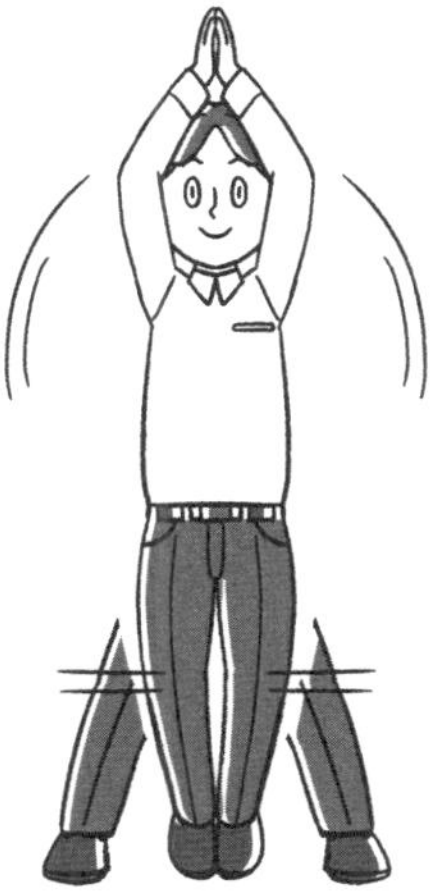

ポーズ2

ジャンプしながら両手と両足を同時に閉じ、開いて着地を20秒くり返す。

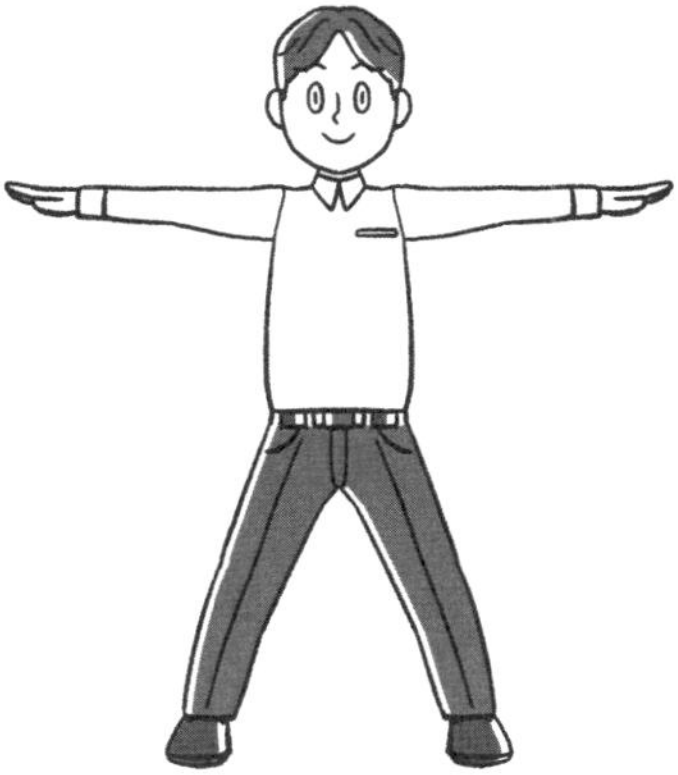

ポーズ1

両足を肩幅より広めに開き、両腕を真横に伸ばす。

NGポーズ

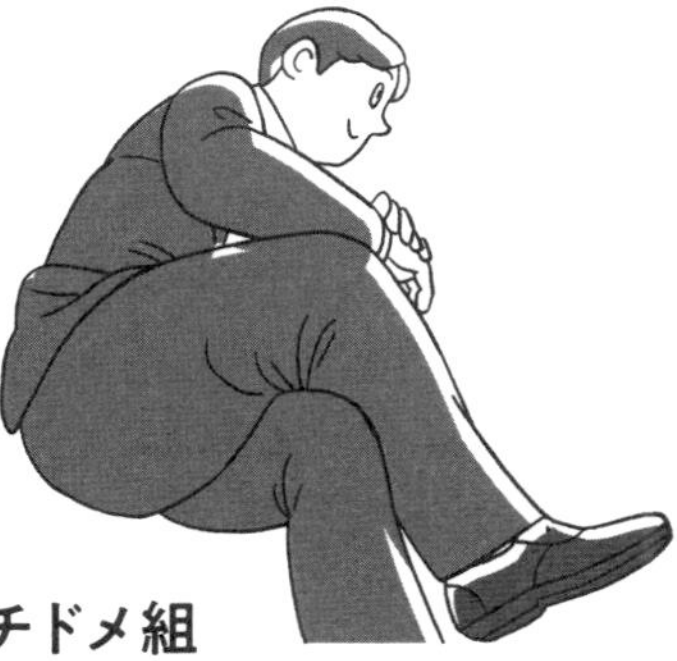

チドメ組

撃退方法は、足を組まずに両足で体の荷重を地面へ逃す。30分を目安に立ち上がって体を伸ばす。これで組織は壊滅です。

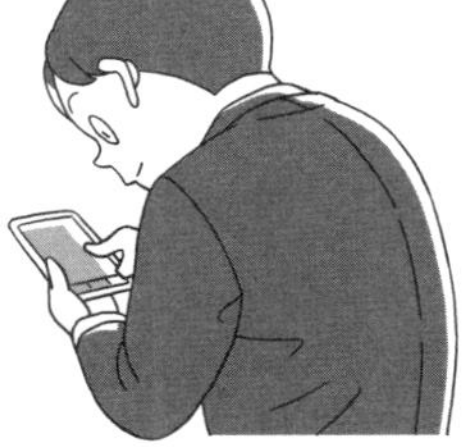

妖怪クビマキネコゼ

撃退方法は、背筋を伸ばし首ではなく視線で画面を見る。合間合間に視線と顔を上に向け、血流停滞をリセットします。それで街の平和は守れます。

ZUBORA

生活習慣 4

血圧を整える 呼吸法 その奥義は 「口より鼻」

姿勢が悪い、緊張する。血圧の
上昇原因には、浅い口呼吸という
もう1つのNGが隠れていたのです！

呼吸を整えれば脳が血圧を下げてくれる

呼吸は、肺を介して血液内に酸素を送り込む大切な生命維持の活動です。1回の呼吸で、450~500㎖の空気の入れ換えをしています。すごい効率です。姿勢が悪く、呼吸が浅ければ血圧が上がり、適度な運動でしっかり呼吸をすれば血圧が下がる、物理的な理由も理解できますね。**この呼吸の質は、神経の働きにも影響を与えます。**呼吸が速く、そして浅いと、交感神経が優位に働き、血圧が上昇するのです。逆にゆっくり、そして深い呼吸だと、副交感神経が優位に働いて、血圧は下がります。

そうとわかれば、さっそく実践してみましょう。さあ、ご一緒に！　スーッ……ちょっと待った。今、息は口で吸いましたか？　それとも鼻ですか？

自律神経の働きには脳が関係しています。脳への酸素供給量は、実は口呼吸より鼻呼吸の方が多いのです。同じ回数の呼吸をするなら、断然、鼻呼吸の方が血圧を下げる上ではパフォーマンスがよいというわけです。さらに、深く鼻呼吸をすることで肺胞も膨らみ、その際、肺細胞の表面から血管拡張効果を持つ一酸化窒素も発生します。これにより肺の血管が拡張し血圧の上昇を抑える効果も期待できます。

生活習慣 5

自意識の深掘りは
ストレススパイラルの素
血圧の数値で
自身を客観視する

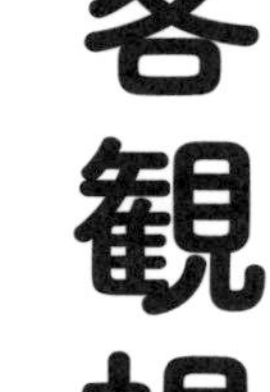

ストレスの原因は、自分の内にも
外にもあります。立ち向かう前に、
「ある」という事実を
客観的に見つめてみましょう。

ズボラさんはわりとストレスに弱い

「白衣症候群」という医療用語があります。血圧を家で測ると正常値なのに、病院で測ると10㎜Hgも高くなってしまう。これは医師の白衣に緊張し、何か悪い結果が出るのではと不安に思う内心が血圧を上げてしまう現象です。検査も注射も怖くない。そう思っている人でも、「白衣症候群」の人は多いのです。同様に、「自分は気楽」「ストレスなんて無縁」と思っている人でも、知らず知らずのうちにストレスを抱えている可能性はあります。先ほどの例とは逆で、病院での治療や診察では血圧が正常の範囲内に収まっているのに、職場に戻ると血圧がかなり高くなるケースがあり、「職場高血圧」と呼んでいます。責任ややりがい、大量の仕事を任されるといったポジティブな面も含め、職場はさまざまなストレスが溜まる環境です。しかし、精神的・肉体的なストレスは血圧に影響します。

ある面では**ズボラさんはストレスに弱い。**注意を気にせず、リスクを理解しつつ、わかってはいるけどやめられないズボラ生活。その改善を求める内外からのプレッシャーは、知らず知らずのストレスになっている可能性もあります。でも、あせる必要はありません。血圧の改善は、数値だけを追わずに、数値の中身を自分で理解することが大切です。

やってみよう!

ストレス解消ガム

ストレス軽減のスイッチが口の中にあります。口内の神経を刺激すると
恐怖や不安をつかさどる扁桃体の働きが抑制され、
副交感神経も刺激されるリラックス効果が期待できるのです。

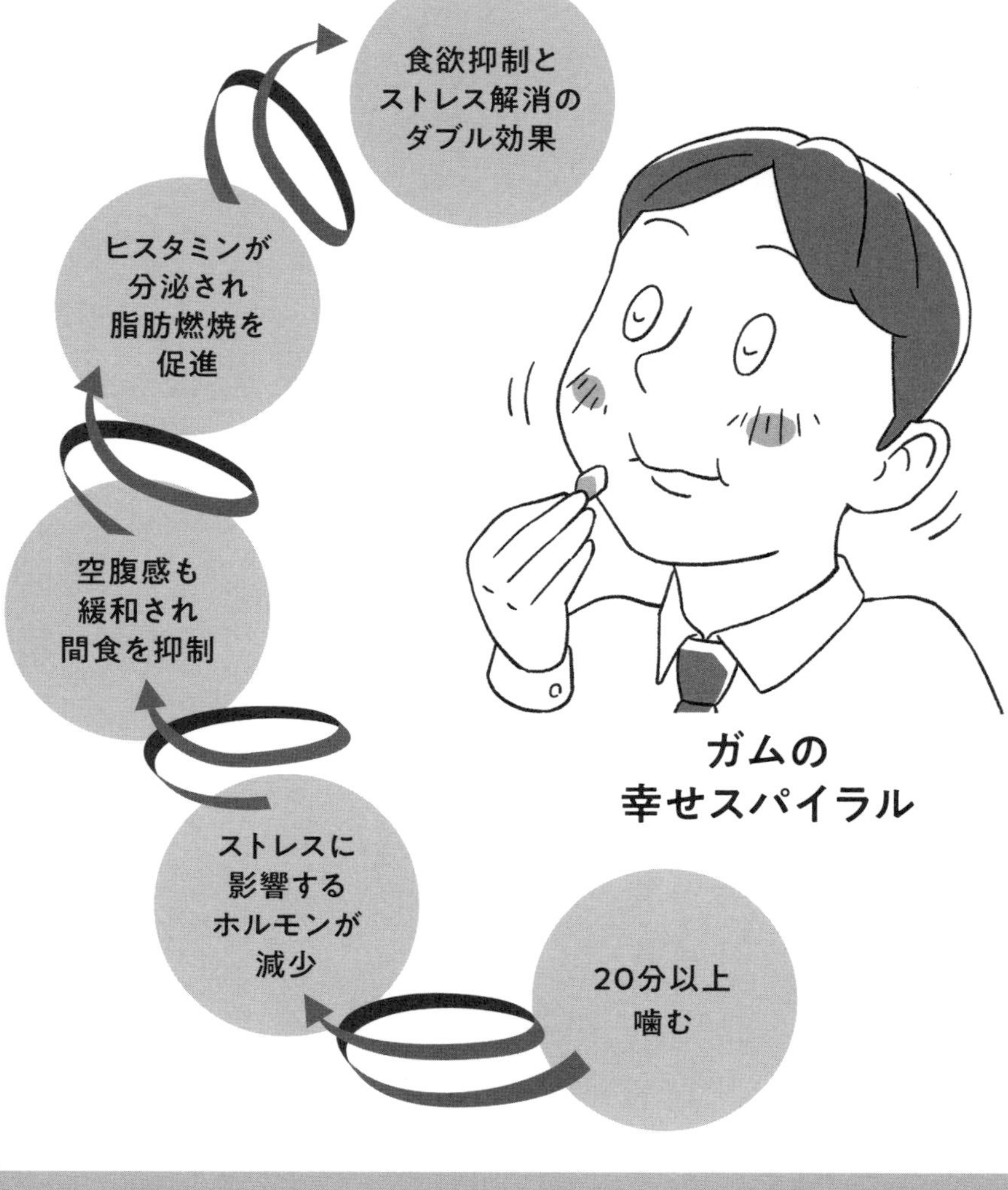

ガムの
幸せスパイラル
20分以上
噛む
ストレスに
影響する
ホルモンが
減少
空腹感も
緩和され
間食を抑制
ヒスタミンが
分泌され
脂肪燃焼を
促進
食欲抑制と
ストレス解消の
ダブル効果

私の体験談3

40代突入後は血圧の数値に要注意

今、そこにある危機を早期発見！

M.S.さん　42歳　会社員

数値の急上昇に家族全員が不安になりました

前回の健康診断で血圧は高めだったので数値を真っ先に見ました。でもまさか上が200を超えているなんて……。家族も心配し、すぐに先生に相談しました。先生からは、上の値ばかり見ていないで、下との差の大きさにも注目するよう説明を受けました。スポーツは苦手ですが、ラジオ体操を毎日、朝と夜。食事は野菜中心の和食を心がけました。

血圧の変化	2020年12月28日	2021年1月31日
上	207	138
下	101	78

ズボラドクターのカルテ

若いからこそ危険と希望は紙一重

40代に入り代謝の低下が急に影響したのでしょう。お金にゆとりができたので、外食もコッテリしたラーメンや肉をひんぱんに食べるようになっていたそうです。ラジオ体操は加齢分の減った代謝を補うのには最適です。若いからこそ、改善効果も大きく出ます。

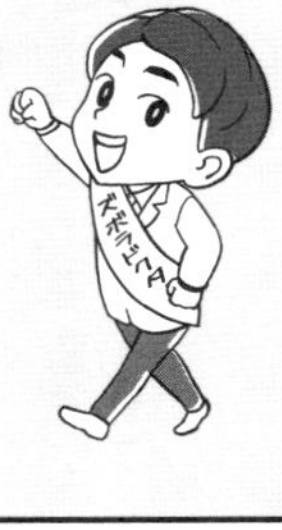

生活習慣 6

血管によい睡眠は時間と質の相乗効果で手に入れよう！

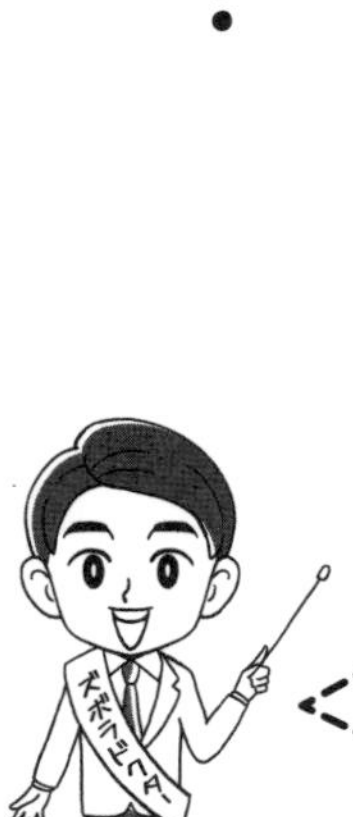

睡眠が短い、質が悪い。
これらは高血圧だけでなく
ストレスや肥満など負の連鎖を
招きます。果報は寝て待て！

最良の睡眠時間は7・5時間

睡眠不足は体に悪い。それを否定する人はほぼいないでしょう。実際、多くの医学的データもそれを裏づけています。たとえば、睡眠時間5時間未満の日が続くと、食欲を抑えるレプチンというホルモンの分泌が低下します。その一方で、食欲を高めるホルモンのグレリンの分泌が増加。これらの相乗効果で、食欲が増大してしまいます。「寝ない」と「食べる」のたどり着く先は肥満であり、高血圧をはじめとするさまざまな生活習慣病です。

だからと言ってたくさん寝ればいいというわけでもありません。米国の大学の研究でも、睡眠時間5時間未満の人は、7時間以上の人より高血圧の発症率が高くなりました。しかし、8時間以上の睡眠時間の人の高血圧の発症率も高いことがわかったのです。

つまり、**睡眠時間が短くても、長すぎても高血圧の発症リスクが高い**のです。大事なのは睡眠の質です。睡眠には体が休んでいても脳が稼働している「レム睡眠」と、脳もしっかり休んでいる「ノンレム睡眠」があり、2つの状態が一晩で何度も入れ替わります。理想の睡眠は、90分ずつ5回入れ替わるパターン。時間にして7・5時間です。昼間に歩行や軽いストレッチで適度な運動量を保つことが、7・5時間の質のよい睡眠につながります。

寝方にもワザあり！ 血圧を下げる横向き姿勢

睡眠の質の悩みはいろいろあります。マクラが合わない、いびきが大きい、寝方はどちら向きが正解？　などなど。あお向け、うつぶせ、横向きと寝方はいろいろありますが、正解は横向きです。いびきで悩む人は、無呼吸症候群も疑う必要もあります。その場合、あお向けでは気道を狭め、それがいびきの原因になるだけでなく、舌が気道をふさぐと無呼吸の時間が生じます。横向きで寝れば、寝ている間も気道を確保し、十分な酸素の摂取が期待できます。これは全員に共通のメリットで、**睡眠中のしっかりした呼吸は、日中の血圧リスクも軽減**します。横向きとあお向けで寝た場合の睡眠中の血圧と昼間の脈拍を比較したデータでは、いずれも横向きでの睡眠の方が健康によく、体が疲れにくく、回復力の向上も期待できる結果となりました。

寝方は横向き。そうと決まれば、マクラも「横向き用」から選ぶのがベスト。チェックポイントは、横向きで頭を乗せて鼻から胸までが平行になる高さがよいでしょう。

室内は自然なほの暗さが自律神経を整えます。ＬＥＤ照明器具には、明るさ、色合いで調整可能な製品もあります。

睡眠の質の影響は?

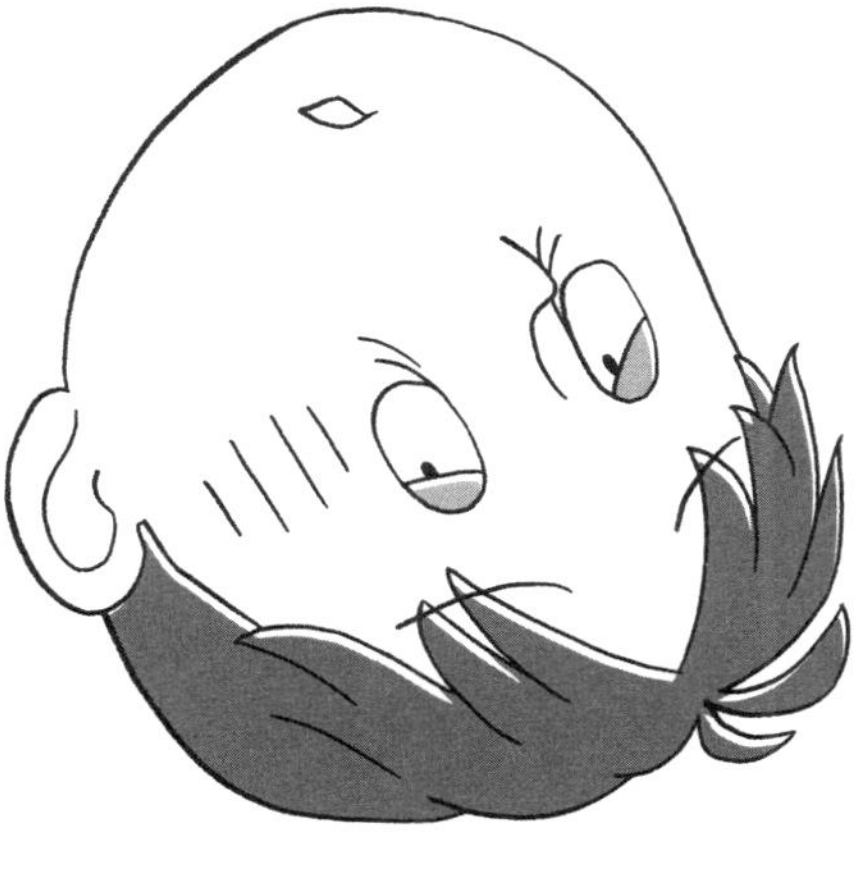

[睡眠が足りていない]

肥満の原因になる

食欲を促すホルモン分泌の増加。夜時間が長いことからの過食。

血圧が上がる

睡眠時間は短くても長すぎても高血圧リスクが高い。

ストレスの増大

悩みを深く考え、さらにストレススパイラルを高める。

[睡眠が足りている]

太りにくい

食欲を抑えるレプチンというホルモンの分泌が活発化。

心臓病になりにくい

睡眠中に血管の修復が期待できる。

体内時計が整う

1日のリズムをコントロールするホルモンのメラトニンが増加。

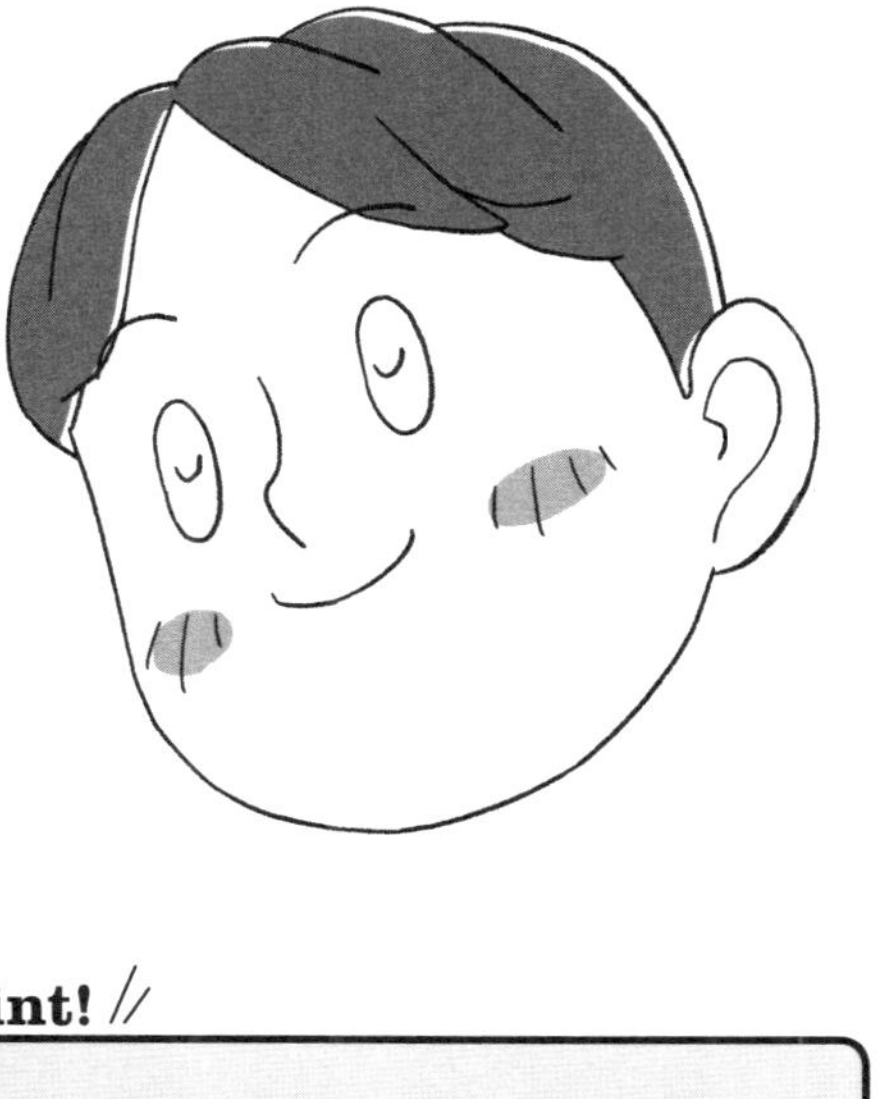

Point!

横向きでの安眠は、気道が確保され、寝ている間もしっかりと酸素を取り入れることができます。

ZUBORA

生活習慣7

サウナは血圧リスクあり それ以上の快適を得られる入浴法

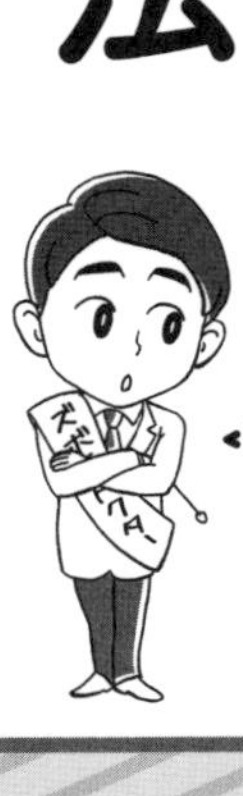

人気の高まるサウナですが、血圧が高い人には避けていただきたい。入浴の方法次第で、血圧リスクを避けながら快適も得られます！

血圧を上げる入浴、下げる入浴、危険なサウナ

ＴＶや雑誌で取り上げる機会も増えたサウナ。座っているだけで発汗、さまざまな健康効果。ズボラさんの興味をわしづかみにしそうですが、医師として「血圧の高い人は、サウナに入ってはいけない」とお伝えします。極度の発汗は血圧を下げますが、血管内に脱水症状を起こし、冷水による急激な体温低下は血圧を急上昇させます。血圧のジェットコースターに乗っているようなものなのです。

高温と血圧リスクの関係は、バスタブでの入浴時にも注意が必要です。しかし、入浴法を工夫すれば、血圧メリットのある、至極のひとときを得ることもできます。

ストレスや疲労で交感神経が優位のまま、寝つきが悪いときは、ぬるめのお湯での入浴がオススメです。42度以上のお湯だと交感神経を刺激し血圧も上げてしまい逆効果ですが、39〜41度のぬるま湯に10分程度浸かると血圧は下がります。**さらに入浴後30分〜1時間以内に就寝すると湯冷めせず、心地よい体温を維持したまま質の高い睡眠を得ることができます。**血流のよい状態は、血管内皮細胞を刺激し、一酸化窒素の生産を活発にすることも期待でき、10分間のぬるま湯効果は、大きな健康メリットへとつながります。

生活習慣 8

週末・休日のデジタルデトックスで月曜日の高血圧リスクを下げる

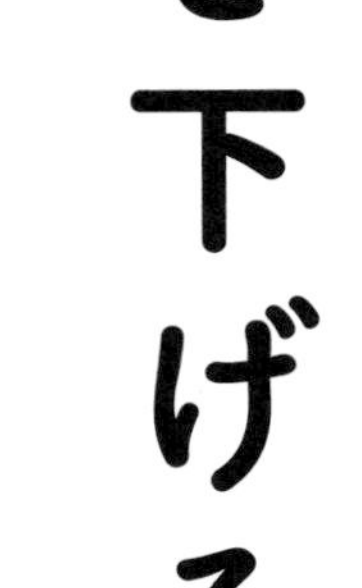

高血圧リスクを抱えている人は
月曜の仕事始めに要注意。
健やかな1週間の健康対策は
休日のスマホ断食にあり！

1週間の血圧リスクを下げる「スローマンデー」

休日に英気を養って月曜からバリバリ働くぞ！　それは前向きな姿勢ではありますが、月曜のスタートダッシュには大きなリスクも潜んでいます。毎日の血圧を曜日ごとに比較すると、月曜日は突出して高く、それは一番低い日曜の1・4倍もの高さです。これは、月曜への意気込み、週明けからの会議、仕事の進捗状況などへの責任感や緊張など複合的なストレスの影響も考えられます。さらに気になるデータがあり、**月曜日の午前中は心血管疾患の事故が多発する傾向にある**のです。

むしろ月曜は血圧面ではスロースタートして1週間を健康的に過ごせるよう、せっかく下がった日曜日の血圧を維持するための「スローマンデー」の生活を送ってみましょう。

その準備は日曜日の夜から始まります。明日からの仕事のことを考えては、それがストレスになってしまいます。ゆとりのある日曜の夜だからこそ、スマホやPCから離れ、寝る1時間前から部屋の照明を暗くし、副交感神経を優位にし、ゆっくり眠りに入り、質の高い睡眠を確保。月曜の朝は早起きして、起床後30～60分の時間をあけてからゆっくり朝食を食べる。そして通勤の間、好きな音楽を聴くとストレスホルモンが軽減します。

休日に心身をリセットするデジタルデトックス

職場で使うPCは仕事のため、プライベートのスマホは息抜きや娯楽のため。そんなふうに私たちは使い分けていると思っていますが、脳からすれば、どちらも同じ情報で刺激をしてくる存在。公私を超えて疲労を蓄積させる状況が続いているのです。

休日は、仕事のストレスから離れ、次週の健康維持のために1週間の区切りと疲れをリセットする大切な時間です。思い切ってスマホの電源を落として、インターネットもメールも見ないデジタルデトックスを実践してみませんか。デジタルを手放した瞬間から、プライベートの時間は一変します。ちょっと近所を散歩しても、空の風景、街角の小さな自然から得られる情報は心を癒やすものばかり。室内照明の明るさを下げ、液晶の明かりを消すことで、室内空間は、これほど穏やかかと思うほど一変。ストレッチに集中し、ハーブティーやアロマで香りの演出を楽しむなど、室内時間もゆったりと上質な時間をすごせます。こうした**休日の過ごし方は、自然な時間の流れを体が感じ、体内時計をリセット、あるべき体の機能を取り戻させます。**その後の良質な睡眠は、格別な月曜の朝を約束してくれるでしょう。

スマホ断食

初級編　就寝1時間前にスマホの電源を切る

脳を刺激する情報や、目を刺激するブルーライトから離れ、交感神経から副交感神経へと移行する時間を確保する。

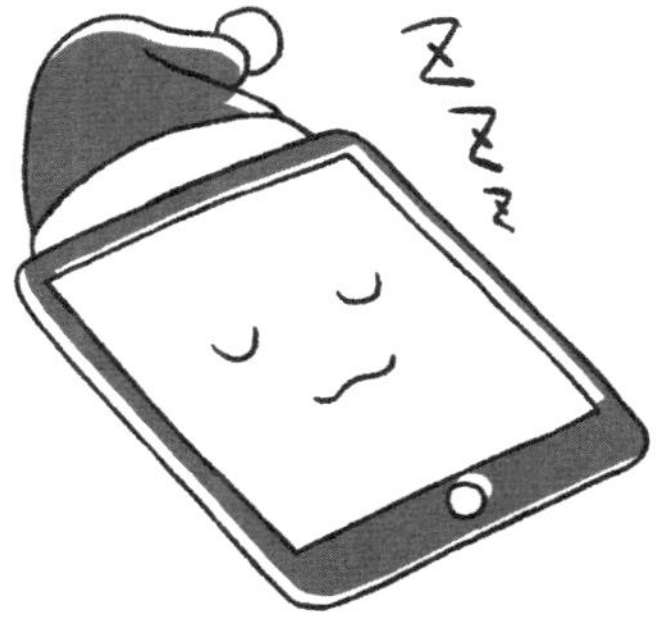

上級編　日曜日はスマホの電源を落とすデジタルデトックス

起床から就寝まで、デジタルの刺激から解放され、自然な時間と環境に身を置くことで心身全般をリセットさせる。

効果

知覚や思考、記憶など高次機能をつかさどる前頭葉は、デジタルの刺激に毎日さらされ疲労困憊。スマホ断食で前頭葉の休み時間を確保することで、平日の知的活動の向上も期待できます。

スマホ首のリセットストレッチ

スマホ断食のときにこそ、スマホ疲れともサヨウナラ。

体と首を同時に7秒ずつ左右にひねる ◀ 首を左右に7秒ずつ伸ばす ◀ 首の後ろを7秒押す ◀ あごを7秒上げる

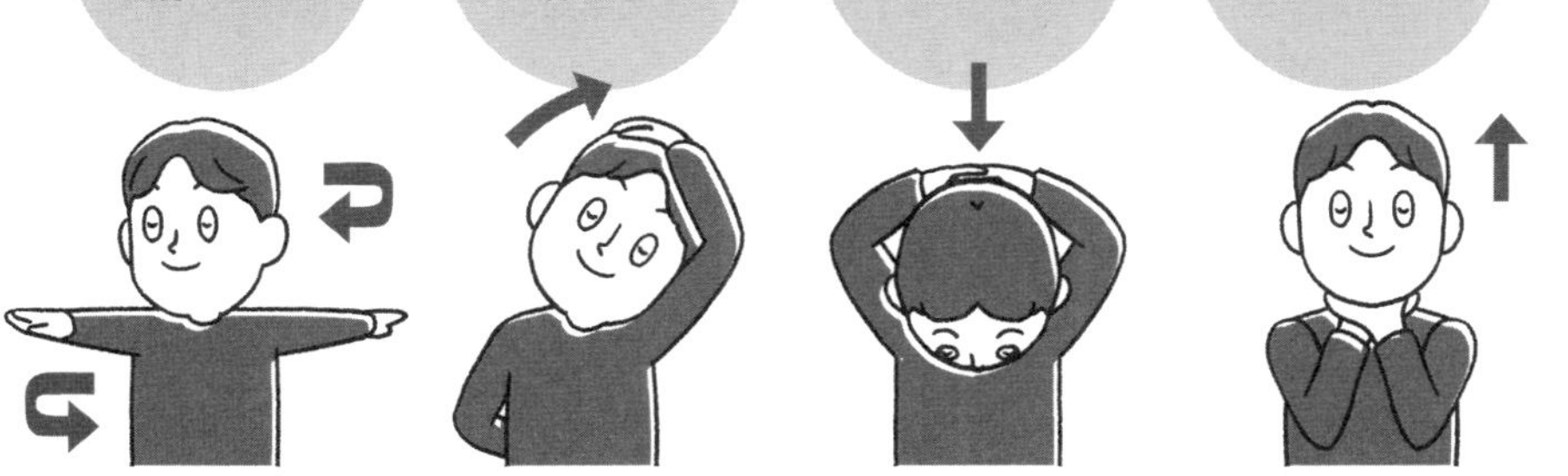

ZUBORA

生活習慣 9

血圧を上げるストレスは外、福は内！つらさ、落ち込みをセルフ解決

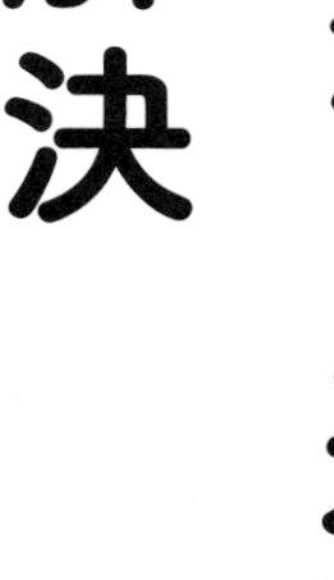

ストレスの原因の多くは、自分の外側にあります。ストレス要素と上手につき合うコツを紹介。

ネガティブ思考を追い出す「そわかの法則」

上司に怒られた。顧客からクレームを受けた。週明けプレゼンだ。月曜も電車は混むかな。推しがグループを卒業してしまう……。すべてがあなたにつらい思いをさせる、ストレスの要因となるものばかり。でも、実はどれもあなた自身とは直接関係ない、他人の思い、意見、行動、その他人との関係性の中にあるものです。なのに、なぜ人は、それらを気にしてしまうのでしょうか？　１つは社会性。集団の中に役割を見出し、自分なりに役に立ちたいという責任感。もう１つは、他利の精神。クレームを言うお客さんも困っている。それを無視して何かを言う前に頑張りたい。あなたの真面目さとストレスは、微妙な均衡を保っています。それを「気にしない」とするのも手。でもその**「真面目さ」を自分で誉めてストレスをポジティブに置きかえて釣り合いを持たせる**のも手です。

みんなが嫌がる掃除を率先してやるように、嫌とは思わず苦労を背負う。自分、エライ！人との関係は困り事も多いけど、やっぱりコミュニケーションは楽しい。ここは笑って！そして感謝！　掃除（そうじ）・笑顔（わらい）・感謝（かんしゃ）の切り口を意味する「そわかの法則」は、自分へのエールを贈ることでポジティブを発見する視点です。

自分で口角を上げる人工笑顔で幸せを呼ぶ

レモンを見れば酸っぱさを感じるように、人間は、経験をもとにしたさまざまな条件反射を身につけています。不機嫌な人を見れば、自分もイライラしてしまったり、子どもの純真な笑顔に思わず釣られて笑ったり。そのときの本心とは異なる感情であっても、視覚や行動で**自分の感情をコントロールすることは可能**なのです。

ストレスを感じたり、つらい気持ちを抱えていたりすると、人はへの字口になります。そんな気持ちでないときもへの字口をすると気分が下がります。逆に、何でもないときでも口の両端の口角を上げて、ニコッとしてみましょう。パッと気持ちが晴れますね。鏡を見なくても目もキラッとしたような気もします。

口角を上げるのは表情筋。その動作が脳に伝わると「嬉しいから笑顔の表情を作る」という本来の脳の指令を逆計算して、「口角が上がったから、今嬉しい感情を持っている」と判断すると考えられます。「作り笑い」と言いますが、それは自ら幸せを作る笑いのことかもしれません。さらに声を出して笑ってみましょう。悩みがあっても軽くなり、ポジティブな気分さえ感じてきます。その効果を確かめてみてください。

幸せを呼ぶポジティブ感情コントロール

落ち込んだとき、行き詰まったときに、
動作から気持ちを上げるポジティブポーズ。
自分なりの脳にスイッチを入れるポーズも見つけてみましょう。

上を向く

人は落ち込んだり心配事があったりすると、自然とうなだれ、前屈みになるもの。胸を張り、グイッと顔を空に向ければ、そこに何も見えなくても、悩みがいくつかポロポロと落ちていきます。

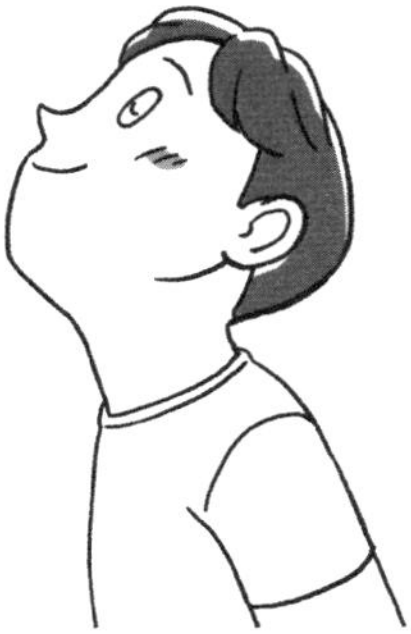

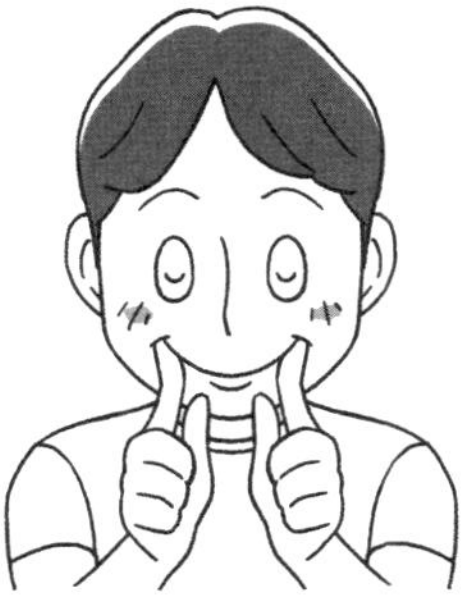

口角を上げる

本当に困っているときは、顔の表情にも力が入らないことも。そういうときは、自分の指で口角の両側を押し上げてみましょう。鏡の前で、最高の上げ具合を吟味してもいいでしょう。ポジティブ効果は同じように期待できます。

\\ **Point!** //

口角上げの幸せ効果はチョコレート2000個分!?

自分で口角を上げたとき、脳が誤解して分泌するのは精神を安定させる神経伝達物質のセロトニンや、多幸感をもたらす神経伝達物質のエンドルフィンです。得られる幸福感は、チョコレート2000個分に匹敵するという説もあります。

ZUBORA

生活習慣 10

「行動する」で血圧を下げる不安解消の特効薬

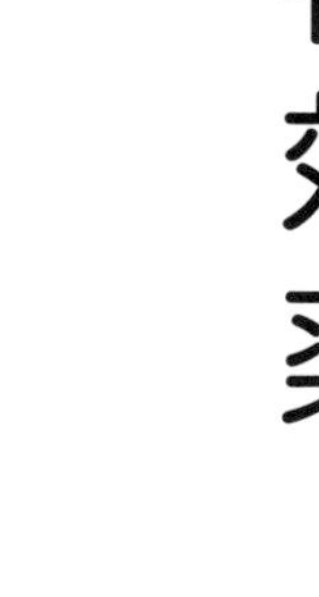

悩みにとらわれたままでいると負のループから抜け出せなくなることも。ときには不安を振り切って、まずは行動に出るのも解決策です！

心の負荷を行動でリセット

長時間にわたって、ネガティブ思考を続けていると、そのストレスに脳も体も疲れ切ってしまいます。そんな負のループを断ち切る唯一の方法があります。それは行動です。

人は課題を抱えると、それを解決するために悩みます。でもいい手が思い浮かばないと不安を抱えながらさらに悩みます。しかし、これではなかなか解決しません。やったことがないことの解決手段は、自分のどこの引き出しにも入っていないからです。むしろ、課題から一旦離れて、身の回りの「解決可能な課題」に行動で取り組むことを提案します。

たとえば持ち帰った新規事業の企画書がまとまらない。そんなとき、キッチンに食器の洗い物が溜まっている。風呂の掃除がまだだった。普段なら「そんなのは後回し。もっと重要な課題がある」と目もくれないかもしれません。でも、30分、時間をとって家事に取り組んでみましょう。そして見事に30分程度ですべてができたとき、達成感を感じるはずです。**メドの立たない課題もありますが、身の回りには解決可能な小さな課題もたくさんあります。**それらを見つけ、息抜きに解決してみる。頭を使わない作業の合間に、企画のアイデアが浮かぶかもしれません。心の不安は、別のものでも解消できるのです。

おわりに

　やりましたね。ズボラを自認するあなたでも、本書をここまで読み切りました。なぜできたのか？　それは、自分の体の内側に起きた「血圧の危機」を自覚し、何とかしなきゃと思い、ページをめくりながら立ったり座ったり、水を飲んだりしているうちに、「あれ？　これ、できるかも」と思ったからです。それって、健康管理の自信が持てたということです。

　できます！　血圧を上昇させる健康リスクの高い生活からの脱出が。

　できますよ！　血圧の数値を目安にしながら、むしろ健康的な生活習慣の実践が。

　大切なのは、血圧を毎日測り、数値を記録するだけでなく変化も確認することです。血圧には基準値がありますが、どこがベストかは個人差があります。高血圧の治療となったら、患者さんと医師がそのデータと向き合

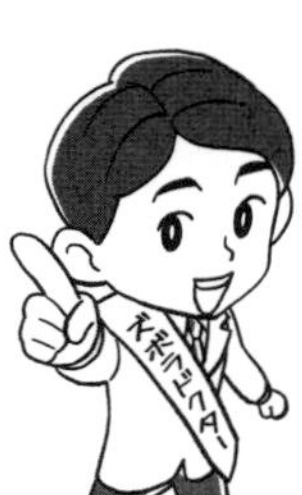

い、最適な治療計画を立て、実践し、経緯を見守ります。今はまだ自主管理の範囲なら、血圧の上が高くなっていく傾向にないか、上と下の差が開いていないかなどをチェックし、日常のどんな行為とリンクしているかの把握を心がけてください。

日々の血圧の数値は、あなたの健康管理のデータです。自分で知り、考えることは、健康の自己管理ができると言ってもいいでしょう。その上で、数値が気になるときは、迷わず医師に相談してください。医療は、病気を治すためだけでなく、病気を予防するためのものでもあるのです。自分は健康だと思う人ほど、医師と仲良くなってください。待っています。

冒頭、血圧の数値は、体の中の声にならない悲鳴だと伝えました。健康診断の結果を見てください。ほかにも、血糖値やコレステロール値など、体からのメッセージが隠されています。自分の健康に関してはズボラじゃなくなった今のあなたなら、そのメッセージを受け止められるはずです。

工藤孝文

工藤孝文（くどう たかふみ）

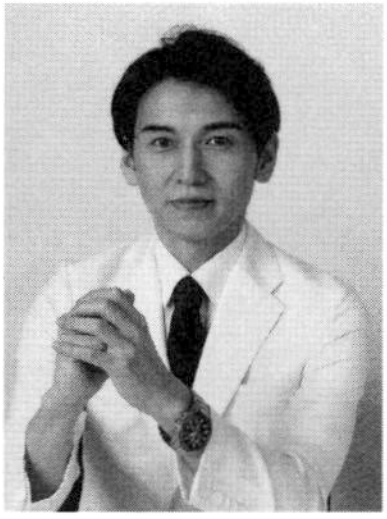

糖尿病内科医・総合医療医。福岡大学医学部卒業後、アイルランド、オーストラリアへ留学。現在は福岡県みやま市の工藤内科で、地域医療を担っている。主な著書は『リバウンドしない血糖値の下げ方』（笠倉出版社）、『やせる出汁』（アスコム）、『疲れない大百科』（ワニブックス）、『高血糖の9割は早歩きだけで治る!』（宝島社）、『はたらくホルモン』（講談社）など多数。NHK「ガッテン!」「あさイチ」、テレビ東京「主治医が見つかる診療所」、フジテレビ「ホンマでっか!? TV」などのテレビ、メディア出演多数。日本内科学会、日本東洋医学会、日本肥満学会、日本糖尿病学会、日本高血圧学会、日本抗加齢医学会、日本女性医学学会、小児慢性疾病指定医。

参考文献　『確実に生活習慣病を防ぐ方法と食事』工藤孝文 工藤あき（辰巳出版）、『劇的に高血圧を改善させる運動と食事』工藤孝文 工藤あき（辰巳出版）、『疲れない大百科』工藤孝文（ワニブックス）、『医師夫婦が実践する　ウイルスに負けない　親子の免疫力アップ生活術』工藤孝文 工藤あき（主婦と生活社）、『工藤孝文式神ダイエット』工藤孝文（辰巳出版）、『人生が変わるホルモンコントロール術　はたらくホルモン　朝1杯の牛乳が夜の睡眠を変える』工藤孝文（講談社）、『座り方、食べ方、眠り方で下がる! 血圧リセット術』市原淳弘（世界文化社）、『毎日100gダイエット! 内臓脂肪を減らす食べ方』工藤孝文（日本実業出版社）

本文デザイン　田中俊輔（PAGES）
本文組版　伊地知明子
イラスト　保田正和
編集協力　渡邊雄一郎（グループONES）、塩澤雄二

ズボラな人でも　高血圧がラクラク下がる！

2021年5月10日　第1刷発行
2021年9月10日　第2刷発行

著者　工藤孝文
発行者　永岡純一
発行所　株式会社永岡書店
〒176-8518 東京都練馬区豊玉上1-7-14
電話　03-3992-5155（代表）
03-3992-7191（編集）
DTP　センターメディア
印刷　横山印刷
製本　ヤマナカ製本

ISBN978-4-522-43877-0　C0077
落丁・乱丁本はお取り替えいたします。